全国卫生职业院校规划教材

供口腔医学技术、口腔修复工艺专业使用

口腔医学技术实验实训教程

主　编　杨家瑞
副主编　米新峰　杜士民　姚树宾　毛珍娥　黄呈森
编　者(按姓氏汉语拼音排序)

车福健	开封大学医学部	戎志静	承德护理职业学院
程　涛	郑州人民医院	石　娟	河南护理职业学院
邓小华	江西省人民医院	唐艳萍	长沙卫生职业学院
丁　婧	开封大学医学部	王　蓓	开封大学医学部
杜士民	开封大学医学部	王天雪	开封大学医学部
杜英慧	辽宁卫生职业技术学院	吴　非	辽宁卫生职业技术学院
甘梅香	江西护理职业技术学院	武竞业	辽宁卫生职业技术学院
郭　红	长沙卫生职业学院	谢文忠	开封大学医学部
黄呈森	承德护理职业学院	薛　晶	郑州大学口腔医学院
李少华	广州医科大学卫生职业技术学院	杨家瑞	广州医科大学卫生职业技术学院
		杨素贞	开封大学医学部
李斯日古楞	广州医科大学卫生职业技术学院	姚树宾	开封大学医学部
		张　弦	江西护理职业技术学院
毛珍娥	长沙卫生职业学院	张彦聪	德州学院
孟　琨	河南护理职业学院	赵　军	日进齿科材料有限公司
米新峰	开封大学医学部		

科　学　出　版　社

北　京

内 容 简 介

本教材是根据教育部《关于"十二五"职业教育教材建设的若干意见》【教职成〔2012〕9 号】文件中加强实训教材建设力度的要求编写而成的。

本教材编写力求能充分体现"以就业为导向、以能力为本位,以发展技能为核心"的职业教育理念,主要内容包括:可摘义齿、固定义齿、全口义齿等课程的实验实训,也包括了口腔内科、口腔颌面外科常用技术的实验实训。

本教材供高职高专口腔医学技术专业和中职口腔修复工艺专业教学使用,也可以作为从事相关行业工作人员的参考书。

图书在版编目 (CIP) 数据

口腔医学技术实验实训教程 / 杨家瑞主编 . —北京 : 科学出版社 , 2014. 6
全国卫生职业院校规划教材
ISBN 978-7-03-040981-2

Ⅰ. 口… Ⅱ. 杨… Ⅲ. 口腔科学-实验-高等职业教育 Ⅳ. R78-33

中国版本图书馆 CIP 数据核字(2014)第 121843 号

责任编辑:秦致中 / 责任校对:郑金红
责任印制:肖　兴 / 封面设计:范璧合

科 学 出 版 社 出版
北京东黄城根北街 16 号
邮政编码:100717
http://www.sciencep.com

安泰印刷厂 印刷
科学出版社发行 各地新华书店经销
*

2014 年 6 月第 一 版 开本:787×1092 1/16
2014 年 6 月第一次印刷 印张:10 1/2
字数:243 000

定价:29.90 元
(如有印装质量问题,我社负责调换)

前　言

随着我国职业教育改革的不断深入,教材建设应遵循职业教育发展规律,紧跟时代步伐,体现学科最新进展,符合人才培养目标。

2013 年 4 月 12 日,科学出版社在河南开封组织召开了全国高职高专口腔医学、口腔医学技术专业规划教材编写会议,来自全国 20 余所高等卫生职业院校的 80 余位老师参加了会议。经大家热烈讨论,达成一致意见:根据教育部《关于"十二五"职业教育教材建设的若干意见》【教职成〔2012〕9 号】文件中加强实训教材建设力度的要求,本套教材新增《口腔医学技术实验实训教程》,由广州医科大学卫生职业技术学院承担主编任务,相应课程主教材的参与单位承担副主编和编委任务。

口腔相关专业是实践性较强的专业,对学生技能的要求较高,教学中应加强理论指导下的技能操作。针对目前我国口腔医学技术专业特点及现状,本教材编写力求能充分体现"以就业为导向、以能力为本位,以发展技能为核心"的职业教育理念。编写主要内容包括:可摘义齿、固定义齿、全口义齿等课程的实验实训,也包括了口腔内科、口腔颌面外科常用技术的实验实训。

在教材编写过程中,得到编者所在学校,特别是广州医科大学卫生职业技术学院的大力支持,特此致谢!

由于本次教材编写改革力度较大,教材中难免有不妥之处,恳请广大师生和读者提出宝贵意见,共同探讨,以便再版教材能更加完善。

编者

2014 年 4 月

目　录

第一篇　口腔常见疾病实训

第二篇　固定修复实训

第三篇　活动义齿修复实训

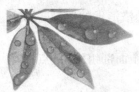

第一篇 口腔常见疾病实训

实训一 口腔检查和病历书写(4学时)

【目的和要求】

1. 正确使用口腔检查器械,掌握一般检查方法。
2. 学会口腔科门诊病历书写和牙式符号记录。
3. 培养学生整体观念和无菌观念。

【实训内容】

1. 口腔检查前的准备。
2. 示教口腔检查方法;示教病历采集、病历书写和牙式符号记录方法。
3. 学生相互进行一般口腔检查。

【实训用品】

方盘、口镜、探针、镊子、牙周袋探针、口杯、消毒棉球、棉签、牙胶条、咬合纸、红蜡片等。

【方法和步骤】

1. 检查学生衣、帽、口罩的穿戴和洗手方法。
2. 指导学生准备常用口腔检查器械。
3. 介绍口腔常用检查器械的结构和使用方法。

口腔检查常用器械有口镜、探针和镊子(图1-1)。

(1) 口镜:由口镜头和柄组成,二者螺纹相接。镜面有平面、凹面两种,前者真实反映影像,后者放大影像。检查时左手执口镜,用口镜牵拉唇颊软组织或推压舌体,使检查视野清楚;或用口镜反射光线,增加局部亮度;在不能直视的部位,可从口镜中反映出来。口镜柄亦可做叩诊使用。

(2) 探针:两端尖锐,双头呈不同形式弯曲,便于检查邻面。使用时右手执探针。应有支点,避免探针滑动,刺伤软组织。探

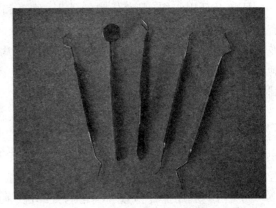

图1-1 口腔常用检查器械

针用来检查牙面的点隙、裂、沟及邻面有无龋洞、牙石,检查牙本质敏感区。

(3) 镊子:呈反角式,口腔科专用。其尖端密合,易于夹持异物、敷料,也可用于检查牙齿松动度;镊子柄端可做牙齿叩诊。

4. 学生两人一组,相互进行一般口腔检查。

（1）检查前准备：调整好椅位、光源；医生洗手、消毒；准备好经严格消毒的器械。防止交叉感染，特别是预防医源性感染的发生。

（2）一般检查方法：按问、视、探、叩、触诊等顺序全面检查口腔颌面部组织，重点检查牙体、牙周、口腔黏膜及舌。认识正常解剖形态。

1）问诊：了解疾病发生、发展过程及目前现状，是否接受过治疗等。问诊时，医生态度要亲切，用通俗易懂的语言引导患者简明扼要地反映与疾病有关的病情，不要暗示或诱导患者，以免影响病史的真实性，问诊内容有以下四项：

主诉：是就诊的主要原因，患者最痛苦的症状和持续时间。

现病史：从发病到就诊这段时间内症状的发展过程和具体时间，详细询问曾进行过何种治疗和检查，有无效果。

既往史：重点询问与主诉有关疾病的既往史，如上颌中切牙牙体变色、牙冠完整、根尖有慢性炎症，要询问有无外伤史。

家族史和生活史：对某些遗传性疾病要询问家族中有无类似患者，对氟牙症患者要询问幼年时期居住地区及当地氟牙症流行情况。

2）视诊：根据主诉及病史，分别对颌面部、口腔黏膜、牙及牙周状况进行重点检查。视诊应先从面部开始，然后口腔内部。具体包括以下内容。

颌面部：观察面部发育是否对称，有无畸形、肿胀、瘢痕、窦道；皮肤颜色是否正常，检查面神经功能，令患者做闭眼、皱眉、吹哨等动作。观察鼻唇沟是否消失。

牙齿：首先检查与主诉有关的牙，然后再全面检查其他牙。观察牙齿有以下几项内容：①牙齿排列情况，如齿有无错位、倾斜、扭转、重叠、阻生等，有无咬合关系异常。②牙齿数目和形态情况，如有无额外牙、缺额牙、过小牙、畸形中央尖、牙釉内陷等。③牙齿结构情况，如釉质的颜色和光泽，反映牙齿的结构和质地。④龋齿情况：龋齿数、龋洞大小，残冠及残根牙应注意有无保留价值，可能保留者以尽量保留为原则。⑤牙列缺损或缺失及剩余组织状况，可供设计修复体参考。

牙龈及牙周组织：观察牙龈的外形、色泽和质地。正常牙龈呈粉红色，龈缘极薄，表面有点彩，少数人前牙区附着龈有黑色素细胞故牙龈呈黑色。牙龈有炎症时，龈缘及龈乳头变圆钝，点彩消失，黏膜呈暗红发亮。血液疾病时牙龈可发生各种改变，如苍白、渗血、水肿，甚至糜烂。慢性汞、铅中毒，龈缘可出现色素沉着黑线。是否有牙周袋形成，各牙面牙周袋深度，牙周袋分泌物情况。

口腔黏膜及舌：①色泽：炎症时黏膜充血、发红、扁平苔藓可致黏膜充血、糜烂，局部有白色网状纹，白斑时局部呈各种类型的白色斑片。②溃疡：复发性口疮、口腔黏膜结构、癌症等均可表现为溃疡。③肿胀及肿物：附近有无牙源性损害，有无压痛，是否活动，边界是否清楚，肿物活动情况等。④舌背黏膜表面粗糙，密布舌乳头。

3）探诊：利用探针检查和确定病变部位、范围和组织反应情况；探诊动作应轻柔，切勿刺伤软组织和触痛牙髓；探诊检查包括牙、牙周和窦道等。

龋齿：用尖锐探针检查龋洞深浅，有无探痛，结合问诊情况，若初步判定为活髓牙的深龋时，不可贸然深探，以避免探穿牙髓，引起剧痛，增加患者痛苦，对已充填牙面可检查边缘是否密合，有无继发性龋；邻面及牙龈下方可疑部位应仔细探查，以免漏诊。

牙周：探测龈表面松软或坚实感，龈下牙石部位及数量；用牙周刻度探诊检查牙周袋深度。

窦道：用窦道探针探测窦道方向、深度；有无游离的死骨形成，探测时应注意窦道方向，以帮助找到患牙。

4）叩诊：用镊子柄端或口镜柄端轻轻叩击牙冠，根据叩音和患者的感觉判断牙周膜反应。垂直叩诊检查根尖周牙周膜反应，侧向叩诊了解牙根侧面牙周膜反应。叩诊时力量应均衡，应从两侧正常牙位开始叩诊，逐渐至可疑患牙。最后在判断结果时要注意对比和分析。叩诊时，正常牙叩音清脆，无叩痛；患牙叩音浊，有不同程度叩痛反应。根据有无叩痛及叩痛轻重程度分别记录为：叩痛（-）、叩痛（+）、叩痛（++）、叩痛（+++）。

5）触诊：医师用手指或借助器械触扪可疑病变部位，了解病变部位、形状、范围、硬度、活动度等。触诊可采取单手和双手检查，触诊可检查以下病变。

肿物和淋巴结：医师戴手套以手指触诊口腔颌面部病变范围、硬度、有无触痛、波动感、压痛等。淋巴结检查：患者放松、头部略朝下，医师一手固定头部，另一手触摸颌下及附近部位淋巴结。正常淋巴结部位表浅、质软。检查时注意淋巴结大小、数目、硬度、压痛、粘连情况等。口腔有炎症时，颌下、颏下淋巴结肿大，触痛但不硬；肿瘤性淋巴结肿大，无触痛，质硬而不活动。

颞下颌关节：检查者站在患者前方，以双手食指和中指的腹面贴于耳屏前，嘱患者做开闭口动作及侧方前伸运动，以手的感觉了解髁状突的运动情况，有无杂音、关节及周围组织有无压痛。

牙周组织：用镊子夹棉球按压牙龈，观察牙周袋有无脓液溢出；用食指扪唇、颊侧牙颈部，令患者做咬合运动，通过手指感觉震动大小，可了解有无咬合创伤。以镊子夹持牙面或置于牙𬌗面中央，观察牙动度。动度在 1mm 以下为Ⅰ度松动；1～2mm 为Ⅱ度松动；大于 2mm 为Ⅲ度松动，可以写为Ⅰ°、Ⅱ°、Ⅲ°松动。也有学者主张下述标准：颊舌向松动为Ⅰ度，颊舌向松动+近远中向松动为Ⅱ度，颊舌向松动+近远中向松动+垂直向松动为Ⅲ度松动。

根尖周组织：用手指扪根尖部牙龈有无压痛和波动，有压痛则提示根尖周组织有炎症存在；根尖周区脓肿形成时，扪诊可有波动感。

6）咬合检查：咬合检查用来检查单个牙或一组牙有无早接触和咬合创伤。通常有以下几种方法。

空咬法：令患者咬紧上下牙或令患者做各种咬合运动，询问有无疼痛，在咬合运动时，观察牙齿有无动度。

咬实物法：令患者咬棉签或其他实物，如感觉痛，表明牙周或根尖周组织有病变。

咬脱色纸：将蓝色或红色咬合纸置于下牙咬合面，令患者做各种咬合运动，观察牙上所染色迹，确定早接触部位。

咬蜡片法：将烤软的蜡片置于上颌牙𬌗面，让患者做正中咬合，待蜡片冷却后取下，蜡片上牙印迹较薄或穿破处，可作为发现早接触点的参考。

7）嗅诊：口腔疾病如坏死性龈炎、牙髓坏死均有腐败性恶臭；牙周溢脓及多龋者口臭也较明显；胃病、肝病、呼吸道病等口腔中均可发出异样臭味，但没有特异性，因此，嗅诊仅做辅助诊断。

5. 叙述病历书写和牙式记录要求，书写一份完整的口腔内科门诊病历。

口腔科病历记录与一般病历记录方式基本相同，但又有其特点。病历书写内容应包括以下项目：

（1）一般资料：与全身性疾病病历相同。

（2）主诉：本次就诊的主要部位、症状及出现时间，要简明扼要，如"左下后牙疼痛两天"。

（3）现病史：根据主诉，按症状发生的时间先后顺序记录疾病发生、发展、演变过程及目前状况。

（4）既往史：门诊病历主要记录与现在疾病诊断有关的既往疾病。除此以外应记录有无过敏史，出血及出血情况。

（5）口腔检查：在全面的口腔及颌面部检查的基础上，重点做与主诉相关的体征检查。

（6）诊断：先对主诉相关疾病做出诊断，后对其他检查结果分别做出诊断。

（7）治疗计划：在确定诊断的基础上，根据病情的轻重缓急，先解决主诉问题，然后逐步对患者做出全面治疗。依此规律做出治疗计划。

（8）治疗过程记录：该项目包括日期、部位、上次治疗情况、治疗效果与反应、本次治疗的方法、使用的药物及剂量、上次复诊的建议，最后签全名。

（9）药物处方及化验处方。

（10）牙位记录法：在病历记录中，牙位记录用统一符号，常用的牙位记录法有以下两种：

1）Palmer-Zsigmondy 记录法：将全口牙按象限分成四组，用两个相互垂直的直线表示象限的位置，象限内的恒牙用阿拉伯数字 1~8 表示；乳牙用罗马数字 Ⅰ~Ⅴ表示。

恒牙列式：

右　<u>87654321</u>｜<u>12345678</u>　左
　　87654321｜12345678

乳牙列式：

右　<u>Ⅴ Ⅳ Ⅲ Ⅱ Ⅰ</u>｜<u>Ⅰ Ⅱ Ⅲ Ⅳ Ⅴ</u>　左
　　Ⅴ Ⅳ Ⅲ Ⅱ Ⅰ｜Ⅰ Ⅱ Ⅲ Ⅳ Ⅴ

以上颌左侧第一恒磨牙为例，应记为<u>6</u>。

2）国际牙科联合会或 FDI 公式记录法：FDI（federation dentaire international）记录法创始于 1970 年，它将 Palmer 公式记录法和表示不同象限的数字结合起来，是目前世界卫生组织（WHO）推荐的牙位记录新方法，该法已获 ISO 认可（1903950）。根据这种方法，每个牙齿都用两位数字来表示，第一位数字代表象限，第二位数字代表牙齿的名称。恒牙的象限编号为 1~4，从右上象限为 1 开始，顺时针方向依次分别为 2、3、4 象限。而乳牙的象限编号为 5~8，从右上象限为 5 开始，顺时针依次分别为 6、7、8 象限。恒牙牙齿编号为 1~8，而乳牙为 1~5，由中线向后为序。

恒牙牙列式：

右上 1817161514131211，左上 2122232425262728

右下 4847464544434241，左下 3132333435363738

乳牙牙列式：

右上 5554535251，左上 6162636465

右下 8584838281，左下 7172737475

以下颌左侧第一恒磨牙为例，应记为 36，而下颌右侧乳侧切牙，应记为 82，读时应将两个数字分开读，如左下恒尖牙应读"3.3"，而不读作 33。

【注意事项】

1. 口腔检查完毕后注意将牙椅复位,将冷光关闭。
2. 使用完毕应用洗涤剂清洁痰盂,清洗痰盂管道的污物收集器。
3. 口腔检查器械的正确使用。
4. 病历书写正确,语言精炼。

【结果评定】

1. 评定常规口腔检查方法的掌握情况。
2. 评定学生书写的门诊病历情况。

实训二　龋病的认识及洞形分类(2 学时)

【目的和要求】

1. 了解各类龋病损害的特征(色、形、质的变化),好发牙和好发牙面。
2. 了解浅龋、中龋和深龋的区分。
3. 熟悉窝洞的分类、结构和各部位的名称。

【实训内容】

1. 观察不同龋损表现的离体牙标本,区分浅龋、中龋和深龋。
2. 观察各类标准洞形模型,学习 G. V. Black 窝洞分类法。
3. 学习窝洞的定义、结构、各部位名称、代表符号。

【实训用品】

1. 各类龋病损害离体牙标本。
2. 各类标准洞形的离体牙和石膏牙模型。

【方法和步骤】

1. 在标本牙上观察龋病色、形、质的特征,龋病的好发部位,不同类型龋的临床特点。

(1) 浅龋:是指牙釉质或牙骨质,未达到牙本质的龋。平滑面浅龋易出现在邻面接触点的根方,形成白垩色或深浅不一的黄褐色、无光泽、不透明的龋斑,进一步发展可形成龋洞,患者常无临床症状。点隙裂沟浅龋呈口小底大的潜行破坏,病损区开始呈墨浸状,探诊有粗糙感,且有卡住探针头的情况,进一步发展形成浅的龋洞,患者无任何不适。牙骨质浅龋常发生在牙的颈部,呈肾形损害,一般不影响釉质,临床上单纯的牙骨质龋很少见,因为牙骨质中只要发生龋损,很快到达牙本质,临床上患者也无症状。

(2) 中龋:龋损达牙本质的浅层,形成龋洞。探诊、视诊可见龋洞内有变性坏死的牙本质,一般呈棕色、黑棕色或黑色改变。患者对冷、热、酸、甜等刺激敏感有时会引起反应性酸疼,特别是冷刺激,刺激去除后,症状会立即消失。患者无其他不适。中龋有其典型的临床特征,因此诊断并不困难。

(3) 深龋:龋病进展达牙本质深层。深龋具有较深的龋洞,着色深,洞内有软化的牙本质、食物残渣和细菌等。对冷、热、酸、甜等刺激比中龋更为敏感,有时出现明显的反应性酸痛,尤其是食物嵌入洞内后,食物压迫使洞内压力增加,出现更明显的疼痛,但无自发性疼痛。去除刺激后,症状会立即消失。

2. 在各类标准洞形的离体牙和石膏牙上,了解洞形的分类,观察洞型的结构(洞缘、洞壁、洞角),并说出洞形各部位的名称。

（1）G. V. Black 分类:1908 年,Black 根据龋损发生的部位将龋洞分为 6 类,用罗马数字表示(图 1-2)。此分类法为目前国际上普遍采用的窝洞分类法。

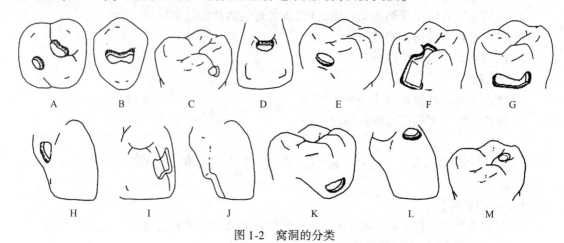

图 1-2　窝洞的分类

A ~ D. Ⅰ类洞;E ~ G. Ⅱ类洞;H ~ I. Ⅲ类洞;J. Ⅳ类洞;K ~ L. Ⅴ类洞;M. Ⅵ类洞

Ⅰ类洞:为发生在所有牙面上的点隙、裂、沟龋损所备成的窝洞。包括磨牙和前磨牙的殆面洞、上颌前牙舌面洞、上颌磨牙和下颌磨牙颊面殆 2/3 的颊面洞及颊殆面洞、上颌磨牙腭面殆 2/3 的腭面洞和腭殆面洞。

Ⅱ类洞:为发生于磨牙和前磨牙邻面龋损所制备的窝洞。包括磨牙和前磨牙的邻面洞、邻殆面洞、邻颊面洞、邻舌面洞和邻殆邻洞。

Ⅲ类洞:为切牙和尖牙邻面未累及切角的龋损所备成的窝洞。包括切牙和尖牙的邻面洞、邻舌面洞和邻唇面洞。

Ⅳ类洞:为切牙和尖牙邻面累及切角的龋损所备成的窝洞。包括切牙和尖牙的邻切洞,可损及一个或两个切角。

Ⅴ类洞:所有牙的唇(颊)、舌(腭)面颈 1/3 处的龋损所制备成的窝洞。

由于龋损部位的多样化,Black 分类法不能把临床上所有的龋损包括在内,后来有人又提出了Ⅵ类洞。Ⅵ类洞:发生在前牙切嵴和后牙牙尖等自洁区的龋损所备成的窝洞。

除上述分类外,还可按窝洞涉及的牙面数分类:根据窝洞涉及的牙面数将窝洞分为单面洞、双面洞和复杂洞。仅限于一个牙面的洞叫作单面洞,包括两个牙面的洞叫作双面洞,包括两个以上牙面的洞叫作复杂洞。

（2）窝洞的命名:窝洞的名称以其所在的牙面命名。如位于颊面的洞叫颊面洞,位于舌面的洞叫舌面洞,位于殆面的洞叫殆面洞,位于邻面和殆面的双面洞叫邻殆面洞。

为了便于临床记录,常以各牙面英文的第一个字母的大写形式表示。

切端为 I(Incisal Surface),颊侧为 B(Buccal S.),舌侧为 L(Lingual S.),殆面为 O(occlusal S.),唇侧为 La(Labial S.),近中面为 M(Medial S.),远中面为 D(Distal S.)。

符号应按习惯的排列顺序书写,如近中咬合面写为 MO,不写为 OM,其他如 DO、BO、MOD、BOD 等均为习惯写法。符号记录在牙位的右上方,如右上第一磨牙近中殆面洞记录为 6MO。

（3）窝洞的结构:无论哪种类型的窝洞均由洞壁、洞角和洞缘三部分组成(图 1-3)。

1）洞壁:是窝洞的内壁,分侧壁和髓壁。

2）洞角：洞壁相交而形成的角叫洞角。洞角分线角和点角。两壁相交构成线角，三壁相交构成点角。洞角以构成它的各壁联合命名，如颊壁与髓壁相交构成的线角叫颊髓线角，龈壁与轴壁相交构成的线角叫龈轴线角，颊、轴、龈三壁相交构成的点角叫颊轴龈点角等。

3）洞缘：窝洞侧壁与牙面相交形成的边缘，即洞缘。它实际上是由洞侧壁与牙面相交形成的线角，即洞缘角或洞面角。

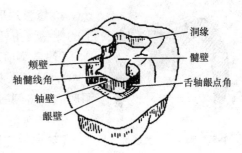

图 1-3　窝洞的结构和命名

【结果评定】

1. 评定学生区分离体牙标本的情况。

2. 评定学生是否准确说出窝洞各部位名称、代表符号。

实训三　石膏牙Ⅰ类洞洞形制备（2学时）

【目的和要求】

了解Ⅰ类洞洞形的设计、制洞的方法和要点。

【实训内容】

在三倍大石膏制下颌磨牙𬌗面雕刻Ⅰ类洞洞形。

【实训用品】

石膏制三倍大下颌磨牙、各种雕刻刀、小尺、铅笔、气枪。

【方法和步骤】

1. 设计外形　用铅笔在石膏制下颌磨牙𬌗面上设计洞外形。注意避让牙尖和边缘嵴，顺沟裂和龋坏处扩展，外形圆缓，适当做预防性扩展（图1-4）。

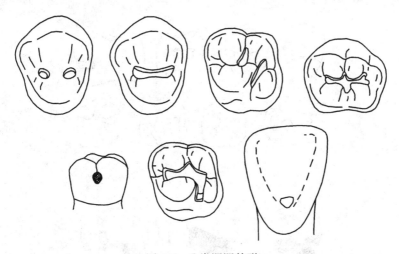

图 1-4　Ⅰ类洞洞外形

2. 雕刻侧壁　在外形线内约0.5mm处入刀，注意雕刻时要有支点，保持刀与牙体长轴平行。依次雕刻颊侧壁、远中壁、舌侧壁及近中壁，洞深约6～7mm。

3. 雕刻洞底　沿一侧洞壁雕刻洞底，要求底平。

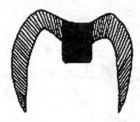

图 1-5　洞形侧壁及底部外形

4. 修整洞形　要求底平、壁直,点、线角清楚而圆钝,在牙尖下的侧髓线角处做倒凹(图 1-5)。

【注意事项】

1. 洞底要平,洞壁要直,洞应有一定的深度,洞宽大于洞深时洞底应制备倒凹固位。

2. 洞面角呈直角,洞外形呈圆缓曲线,点、线角圆钝。

【结果评定】

1. 评定制备的石膏牙。

2. 评定学生回答问题情况。

实训四　石膏牙Ⅱ类洞洞形制备(2 学时)

【目的和要求】

了解Ⅱ类洞洞形的设计、制洞的方法和要点。

【实训内容】

石膏制上颌磨牙制备近中邻𬌗面Ⅱ类洞洞形。

【实训用品】

石膏制上颌磨牙、各种雕刻刀、小尺、铅笔、气枪。

【方法和步骤】

1. 设计外形　用铅笔在石膏牙的𬌗面和近中面设计Ⅱ类洞的外形线。邻面的颊、舌侧缘位于自洁区,并略向𬌗方聚合,使邻面部分形成龈方大于𬌗方的梯形。龈壁位于龈缘线以上,呈圆缓曲线。越过边缘嵴,画出𬌗面的鸠尾形。鸠尾膨大部分位于近中窝内,画线要避开斜嵴及近中颊、舌尖。鸠尾峡位于颊、舌二尖之间的髓壁上方,宽度约为颊、舌尖间距的 1/4～1/3(图 1-6、图 1-7)。

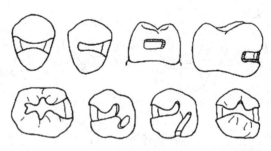

图 1-6　Ⅱ类洞外形

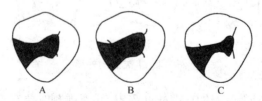

图 1-7　𬌗面鸠尾形状

A. 鸠尾峡适当;B. 鸠尾峡过宽;C. 鸠尾峡过窄

2. 雕刻邻面洞　用雕刻刀沿外形线内侧 0.5mm 处,先制备邻面部分。形成龈壁、轴壁、颊侧壁、舌侧壁,轴壁与邻面外形一致,侧壁与釉柱方向一致,略向外敞,龈轴线角近似直角。

3. 制备殆面部分　沿殆面外形线制备鸠尾形、底平、壁直、深度均匀一致。轴壁与髓壁相交形成阶梯,梯的轴髓线角应圆钝。

4. 修整洞形　要求底平、壁直,点、线角清晰而圆钝,在殆面牙尖下制备倒凹形。

【注意事项】

1. 雕刻刀应在外形线内下刀,以免扩大洞形。

2. 选用合适的支点,雕刻时与咬合面垂直用力。

3. 勿损伤洞缘的牙面。

【结果评定】

评定制备的石膏牙。

实训五　石膏牙Ⅲ类洞洞形制备(2 学时)

【目的和要求】

了解Ⅲ类洞洞形的设计、制洞的方法和要点。

【实训内容】

在石膏制上颌切牙上雕刻Ⅲ类洞洞形。

【实训用品】

石膏制上颌中切牙、各种雕刻刀、小尺、铅笔、气枪。

【方法和步骤】

1. 设计外形　用铅笔在近中面画出邻面洞外形,邻面唇侧缘与唇面平行,切侧缘和龈侧缘略向舌侧聚合。越过近中边缘嵴,在舌面设计鸠尾。鸠尾位于舌隆突的切方,一般不超过中线,还应避开切 1/3 区。鸠尾峡位于髓壁的上方,其宽度为邻面洞舌方宽度的 1/3 ~ 1/2(图 1-8)。

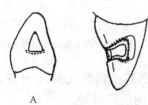

A　　　　　　B

图 1-8　Ⅲ类洞洞形
A. 单面洞;B. 复面洞

2. 雕刻邻面部分　轴壁与牙的邻面外形一致,龈壁、唇壁、切壁与轴壁垂直,深度均匀一致,呈唇方略大于舌方的梯形盒状,深约 4mm。

3. 雕刻舌面　从近中边缘嵴中份向舌面制备髓壁和鸠尾外形。髓壁与舌面平行,侧壁与髓壁垂直,外形线圆缓,鸠尾峡位于髓壁上方。

4. 修整洞形　使侧壁直、底平,点、线角圆钝清晰。在邻面部分的唇轴龈及唇轴切点线角处做圆弧形的倒凹。

【注意事项】

1. 雕刻刀应在外形线内下刀,以免扩大洞形。

2. 选用合适的支点,雕刻时与咬合面垂直用力。

3. 勿损伤洞缘的牙面。

【结果评定】

评定制备的石膏牙。

实训六　石膏牙Ⅴ类洞洞形制备(2学时)

【目的和要求】

了解Ⅴ类洞洞形的设计、制洞的方法和要点。

【实训内容】

在石膏制下颌前磨牙颊面雕刻Ⅴ类洞洞形。

【实训用品】

石膏制下颌前磨牙、各种雕刻刀、小尺、铅笔、气枪。

【方法和步骤】

1. 设计外形　用铅笔在颊面颈1/3区距颈缘线数毫米画出肾形Ⅴ类洞外形,凹面向着牙尖,突面向着牙颈缘,近远中洞缘不超过轴面角(图1-9)。

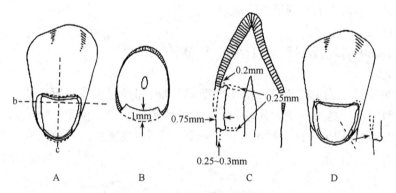

图1-9　Ⅴ类洞洞外形与固位形

A. 唇面观;B. 横断面观;C. 侧面观倒凹位置;D. 唇面倒凹位置

2. 雕刻洞侧壁　自近中缘靠颊侧的外形线内约0.5mm处进刀,形成洞侧壁,深度均匀一致,龈壁和𬌗壁与洞底垂直,近、远中壁向洞口微张。

3. 雕刻洞底　用气枪吹去石膏粉末,自近中侧壁处开始,保持深度,雕刻刀与颊面垂直,使洞底与颊面外形一致。

4. 修整洞形　使洞壁直,点、线角清晰且圆钝,洞底与颊面弧度一致,在龈轴线角和𬌗轴线角中份做出深约2mm的弧形倒凹。

【注意事项】

1. 雕刻刀应在外形线内下刀,以免扩大洞形。

2. 选用合适的支点,雕刻时与咬合面垂直用力。

3. 勿损伤洞缘的牙面。

【结果评定】

评定制备的石膏牙。

实训七　离体牙Ⅰ类洞洞形制备(2学时)

【目的和要求】

1. 熟悉Ⅰ类洞洞形的制备要点和方法。

2. 了解制洞的各种器械及使用方法。

【实训内容】

在离体后牙制备Ⅰ类洞洞形。

【实训用品】

装有离体后牙的石膏模型、高速涡轮机、低速弯手机、倒锥钻、球钻、裂钻、气枪。

【方法和步骤】

1. 制备洞形　前磨牙可为单面洞,磨牙可为单面(𬌗、颊或舌)洞,也可为双面洞或三面洞(颊或腭、𬌗)(图1-4)。

(1)𬌗面点、隙、裂沟窝洞:洞底平,洞壁直,洞深1.5~2mm,点、线角清晰、圆钝;洞外形呈圆缓曲线,洞面角呈直角;洞宽大于洞深时洞底应制备倒凹固位;洞底与𬌗面外形一致,注意保护牙髓,如下颌第一前磨牙,颊尖高,舌尖低,洞底也应呈斜面。

制备方法:将病变范围探查清楚后,用小圆钻或裂钻自𬌗面的龋坏部位钻入,后用较大的裂钻将洞稍扩大,用挖器挖净洞内腐质,用裂钻扩展,制成洞壁和洞底。洞底应平,侧壁应直,洞外形呈圆缓曲线。洞底不平,应用垫底材料垫平。

去除𬌗面点、隙、裂沟龋不应破坏上颌磨牙斜嵴和下颌前磨牙横嵴,故嵴两侧龋坏可分别制洞。若两龋坏间正常牙体组织小于1mm,应将嵴两侧洞连成一个洞形。

(2)上颌磨牙腭面和下颌磨牙颊面裂沟窝洞制备:若病变范围小时可制备成单面洞,制备成洞口略小于洞底的洞形,不作预防性扩展。

(3)磨牙复面洞的制备:当𬌗面龋与颊(腭)面龋相连,或颊(腭)面龋的范围大,使𬌗面边缘嵴脆弱,应制备成颊(腭)𬌗复面洞。𬌗面制备成鸠尾形,髓壁和轴壁交界处制备成阶梯。

(4)上前牙腭面洞的制备:窝洞的外形呈圆钝三角形或圆形,洞深1~1.5mm,洞底与腭面平行,洞侧壁与洞底垂直,点、线、角清晰。

2. 修整窝洞　修整外形和点、线角后,用倒锥钻在洞底牙尖下方制备倒凹。

【注意事项】

1. 制备窝洞操作时,始终采用正确体位、术式和支点。

2. 用涡轮手机和钻针磨除洞形的釉质部分,用慢速弯机头和钻针制备洞形的牙本质部分。

3. 用慢速手机时,必须间断切割,避免持续钻磨产热过多而刺激牙髓组织。

4. 制备洞形时,尽量避免切割不必要磨除的健康牙体组织。

【结果评定】

1. 评定洞形设计的情况。

2. 评定离体牙洞形制备的过程和结果。

实训八　离体牙Ⅱ类洞洞形制备(2学时)

【目的和要求】

1. 熟悉Ⅱ类洞洞形的制洞步骤和要点。

2. 了解制洞的各种器械和使用方法。

【实训内容】

在离体后牙上制备Ⅱ类洞洞形。

【实训用品】

装有离体后牙的石膏模型、高速手机、低速弯手机、倒锥钻、球钻、裂钻、气枪。

【方法和步骤】

根据病损范围可制备成单面洞或复面洞,如病变已累及接触区,应制备成邻𬌗洞。

1. 制备邻面洞　用球钻在𬌗面近中边缘嵴靠近中份处入钻,保持钻针方向与邻面外形一致,向龈方钻入达龈缘上方1mm处,然后换用裂钻保持深度向颊、舌方向扩展,轴壁与牙面外形一致,颊、舌侧壁与釉柱方向一致,略向外敞并达自洁区,同时颊、舌壁还应略向𬌗方聚合,使邻面部分形成龈方大于𬌗方的梯形。龈壁平直,宽约1~1.5mm,龈轴线角约90°。

2. 制备𬌗面鸠尾　用倒锥钻或裂钻自邻面的釉牙本质界下约0.5mm先向中央窝拉一条沟,然后从中央窝处向颊、舌面扩展形成𬌗面鸠尾,要求底平、壁直、深度均匀一致,洞深约为1.5~2mm。鸠尾膨大部分应在中央窝处,包括中央窝邻近的窝沟。鸠尾峡位于颊、舌二尖之间的髓壁上方,其宽度为颊、舌二尖间距的1/4~1/3。轴壁与髓壁相交形成阶梯,梯的轴髓线角应圆钝(图1-7)。

3. 修整洞形　用倒锥钻修整洞底,使底平、壁直,然后用裂钻修整轴壁线角,使点线角清晰、圆钝。

有学者主张,对邻面龋破坏范围小者,不向𬌗面扩展作鸠尾固位形,不作阶梯,只需从边缘嵴进入邻面龋坏,制备邻面洞,可在颊轴线角和舌轴线角制作两个相互对抗的固位沟,以加强固位。

后牙邻面龋如邻牙缺失,可仅在邻面制作单面洞;如邻牙不缺失,但龋未破坏接触点,牙龈有退缩,器械易进入,视野又清楚,也可只在邻面做单面洞,或做成邻颊或邻舌复面洞。

如牙的近、远、中邻面都发生龋坏,且累及接触区,则应制成邻𬌗邻洞,即在𬌗面做成一个共同的鸠尾。

【注意事项】

1. 制备窝洞操作时,始终采用正确体位、术式和支点。

2. 用涡轮手机和钻针磨除洞形的釉质部分,用慢速弯机头和钻针制备洞形的牙本质部分。

3. 用慢速手机和钻针时,必须间断切割,避免持续钻磨产热过多而刺激牙髓组织。

4. 制备洞形时,尽量避免切割不必要磨除的健康牙体组织。

【结果评定】

1. 评定洞形设计的情况。

2. 评定离体牙洞形制备的过程和结果。

实训九　离体牙Ⅲ类洞洞形制备(2学时)

【目的和要求】

1. 熟悉Ⅲ类洞洞形的制备方法和要点。

2. 了解制洞的各种器械及使用方法。

【实训内容】

在离体上颌切牙制备Ⅲ类洞的双面洞形。

【实训用品】

装有离体上颌切牙的石膏模型、高速手机、低速弯手机、倒锥钻、球钻、裂钻、气枪。

【方法和步骤】

1. 制备邻面洞　右手持弯手机,用裂钻自近中边缘嵴中份,靠中线约1mm处钻入,保持钻针方向与邻面外形一致,向唇方钻入达釉牙本质界内约0.5mm,然后向切侧和龈侧扩展,使龈壁、切壁略向舌侧聚合。轴壁与邻面外形一致,最后形成的邻面洞为唇方大于舌方的梯形,洞深1.5mm(图1-8)。

2. 制备舌面鸠尾　用小倒锥钻或裂钻从邻面边缘嵴中份,釉牙本质界下约0.2mm处钻入,保持钻针方向与舌面垂直,水平拉向远中,形成一条沟达中线。然后从中线向龈、切方向扩展,形成鸠尾膨大部分。鸠尾形一般不越过切1/3,也不能损伤舌隆突,向远中不越过中线。鸠尾峡位于髓壁上方,宽度约为邻面洞舌方宽度的1/2(图1-8)。

3. 修整洞形　用倒锥钻及裂钻修整洞形,使舌面髓壁与舌面斜度一致,侧壁与髓壁垂直,轴髓线角圆钝,再用小球钻在邻面点角处做弧形倒凹。

【注意事项】

1. 制备窝洞操作时,始终采用正确体位、术式和支点。

2. 用涡轮手机和钻针磨除洞形的釉质部分,用慢速弯机头和钻针制备洞形的牙本质部分。

3. 用慢速手机和钻针时,必须间断切割,避免持续钻磨产热过多而刺激牙髓组织。

4. 制备洞形时,尽量避免切割不必要磨除的健康牙体组织。

【结果评定】

1. 评定洞形设计的情况。

2. 评定离体牙洞形制备的过程和结果。

实训十　离体牙Ⅴ类洞洞形制备(2学时)

【目的和要求】

1. 熟悉Ⅴ类洞洞形制备要点和步骤。

2. 了解制洞的各种器械和使用方法。

【实训内容】

在离体牙唇(颊)面制备Ⅴ类洞洞形。

【实训用品】

装有离体牙的石膏模型、低速弯手机、倒锥钻、球钻、裂钻、气枪。

【方法和步骤】

1. 制备洞形 用裂钻从唇(颊)面中段龈 1/3 区距龈缘约 1mm 钻入,达釉牙本质界下 0.2mm,保持深度并使钻针与牙面垂直,向近、远中向扩展,并略扩向切龈方。前牙洞形为半圆形,前磨牙和磨牙典型的洞形轮廓为肾形。龈壁与颈曲线一致,切龈侧壁不越过龈 1/3,并和切龈缘一致,近、远中壁与釉柱方向一致,略外敞,但不越过轴面角。洞底与唇(颊)面外形一致,形成弧形,洞深约为 1~1.5mm(图 1-9)。

2. 修整窝洞 修整洞形,使点、线角圆钝。用倒锥钻在龈轴线角和切龈轴线角中份制备倒凹。

【注意事项】

1. 制备窝洞操作时,始终采用正确体位、术式和支点。

2. 用涡轮手机和钻针磨除洞形的釉质部分,用慢速弯机头和钻针制备洞形的牙本质部分。

3. 用慢速手机和钻针时,必须间断切割,避免持续钻磨产热过多而刺激牙髓组织。

4. 制备洞形时,尽量避免切割不必要磨除的健康牙体组织。

【结果评定】

1. 评定洞形设计的情况。

2. 评定离体牙洞形制备的过程和结果。

实训十一 仿头模Ⅰ类洞洞形制备(2 学时)

【目的和要求】

1. 掌握Ⅰ类洞洞形的制备方法和要点。

2. 熟悉制洞的各种器械和使用方法。

【实训内容】

在仿头模离体磨牙𬌗面制备Ⅰ类洞洞形。

【实训用品】

装有离体磨牙石膏模型的仿头模、检查器械、高速手机、弯手机、倒锥钻、球钻、裂钻、气枪、吸管。

【方法和步骤】

1. 操作前准备 将装有离体磨牙的石膏模型固定于仿头模上,调整仿头模治疗位,装好手机。

2. 制备洞外形 左手持口镜,右手持弯手机,无名指找好支点。选用锐利的小球钻自离体磨牙𬌗面中央窝处垂直牙面钻入,达牙本质内约 0.5mm 左右。钻入牙本质后,换用裂钻,保持钻针的方向与深度,顺沟、裂扩展,按Ⅰ类洞洞形的要求完成制洞。洞底应平,侧壁应与洞底垂直,洞深为 1.5~2mm,洞的外形应呈圆缓曲线。钻磨牙时,应避让牙尖和嵴。

3. 修整洞形 修整外形和点、线角后,用倒锥钻在洞底牙尖下方制备倒凹。

【注意事项】

1. 制备窝洞操作时,自始至终采用正确体位、术式和支点。

2. 用口腔反光和反射上颌牙齿的情况。

3. 钻磨时应间断式切割,以免产热过多,刺激牙髓。

【结果评定】

评定制备的洞形。

实训十二　仿头模Ⅱ类洞洞形制备(2学时)

【目的和要求】

1. 掌握磨牙双面Ⅱ类洞的制备方法和要点。

2. 熟悉制洞的各种器械和使用方法。

【实训内容】

仿头模上离体磨牙邻拾面Ⅱ类洞洞形制备。

【实训用品】

装有离体磨牙石膏模型的仿头模、球钻、裂钻、倒锥钻、检查器械、高速手机、低速弯手机、气枪、吸管。

【方法和步骤】

1. 操作前准备　将装有离体磨牙的石膏模型固定于仿头模上,调整仿头模为治疗位,装好弯手机。

2. 制备远中邻面洞　左手持口镜,右手持弯手机,无名指支于邻牙。选用裂钻,从离体磨牙远中拾面边缘嵴靠近中份处进钻,保持钻针与远中邻面外形一致,向龈方深入达龈缘上方,再向颊、舌向扩展。轴壁与邻面外形一致。颊、舌侧壁与釉柱方向一致,略向外敞达自洁区,同时颊、舌壁还应略向拾方聚合,使邻面部分形成龈方大于拾方的梯形。龈壁平直,宽约1～1.5mm,龈轴线角约90°。

3. 制备拾面鸠尾　用裂钻自远中邻面的釉牙本质界下约0.5mm先向近中拉一条沟达中央窝,再向颊、舌向扩展形成拾面鸠尾及鸠尾峡。鸠尾膨大部分应在中央窝处,包括中央窝邻近的窝、沟;鸠尾峡位于颊、舌二尖之间的髓壁上方,其宽度为颊、舌二尖间距的1/4～1/3。钻磨时,保持钻针与拾面垂直,要求底平、壁直,深度均匀一致,洞深约为1.5～2mm。轴壁与髓壁相交形成阶梯,梯的轴髓线角应圆钝。

4. 修整洞形　用倒锥钻及裂钻修整拾面及邻面,要求底平、壁直,点、线角清晰且圆钝,轴髓线角圆钝。

【注意事项】

1. 制备窝洞操作时,自始至终采用正确体位、术式和支点。

2. 用口腔反光和反射上颌牙齿的情况。

3. 钻磨时应间断式切割,以免产热过多,刺激牙髓。

【结果评定】

评定制备的洞形。

实训十三　仿头模Ⅲ类洞洞形制备(2学时)

【目的和要求】

1. 掌握Ⅲ类洞洞形的制备方法和要点。

2. 熟悉制洞的各种器械和使用方法。

【实训内容】

在仿头模离体上颌切牙上制备近中邻舌面Ⅲ类洞洞形。

【实训用品】

装有离体上颌切牙石膏模型的仿头模、球钻、裂钻、倒锥钻、检查器械、高速手机、低速弯手机、气枪、吸管。

【方法和步骤】

1. 操作前准备 将装有离体前牙的石膏模型固定于仿头模上,并调整仿头模为上颌治疗位,装好弯手机。

2. 制备邻面洞 左手持口镜,右手持弯手机,无名指支于邻牙作支点。用裂钻自近中边缘嵴中份,靠中线约1mm钻入,保持钻针方向与邻面外形一致,向唇方钻入达釉牙本质界内约0.5mm,然后向切端和龈向扩展,使龈壁、切壁略向舌侧聚合。轴壁与邻面外形一致,最后形成的邻面洞为唇方大于舌方的梯形,洞深约1.5mm。

3. 制备舌面鸠尾 用小倒锥钻或裂钻,从邻面边缘嵴中份,釉牙质界下约0.2mm处入钻,保持钻针与舌面垂直,水平拉向远中,形成一条沟达中线,然后从中线向龈、切方向扩展,形成鸠尾膨大部分。鸠尾形一般不越过切1/3,也不能损伤舌隆突,向远中不越过中线。鸠尾峡位于髓壁上方,宽度约为邻面洞舌方宽度的1/2。

4. 修整洞形 用倒锥钻及裂钻修整洞形,使舌面髓壁与舌面斜度一致,侧壁与髓壁垂直,轴髓线角圆钝,再用小球钻在邻面点角处做弧形倒凹。

【注意事项】

1. 制备窝洞操作时,自始至终采用正确体位、术式和支点。

2. 用口腔反光和反射上颌牙齿的情况。

3. 钻磨时应间断式切割,以免产热过多,刺激牙髓。

【结果评定】

评定制备的洞形。

实训十四 仿头模Ⅴ类洞洞形制备(2学时)

【目的和要求】

掌握Ⅴ类洞洞形制备要点和步骤。

【实训内容】

在仿头模离体牙唇(颊)面制备Ⅴ类洞洞形。

【实训用品】

装有离体牙石膏模型的仿头模、棉球、纱卷、高速手机、低速弯手机、检查器械、倒钻锥、球钻、裂钻、气枪、吸管。

【方法和步骤】

1. 操作前准备 将装有离体牙的石膏模型固定于仿头模上,调整仿头模治疗位,装好弯手机。

2. 制备洞形 左手持口镜,右手持弯手机,无名指作支点支于邻牙上。用裂钻从唇面龈1/3区距龈缘约1mm的中份钻入,洞深约1~1.5mm,保持深度并使钻针与牙面垂直,向近、远中向扩展,并略扩向切龈方,在前牙洞形为半圆形,在前磨牙和磨牙典型的轮廓为肾形。龈壁与颈曲线一致,切龈侧壁不越过龈1/3,并和切龈缘相一致,近、远中壁与釉柱方向一致,略向外敞,并不越过轴面角。洞底与唇(颊)面外形一致。

3. 修整窝洞 修整洞形,使点线角圆钝。用倒锥钻在龈轴线角和切龈轴线角中份制备倒凹。

【注意事项】

1. 制备窝洞操作时,自始至终采用正确体位、术式和支点。

2. 用口腔反光和反射上颌牙齿的情况。

3. 钻磨时应间断式切割,以免产热过多,刺激牙髓。

【结果评定】

评定制备的洞形。

实训十五 垫底和银汞合金充填(4学时)

【目的和要求】

1. 熟悉充填器械的使用、洞形消毒、垫底材料的调制和操作方法。

2. 了解洞形垫底的步骤。

3. 掌握银汞合金的调制和充填方法。

【实训内容】

窝洞消毒,氧化锌丁香油黏固剂和磷酸锌黏固剂双层垫底、银汞合金充填。

【实训用品】

装有备好洞的离体牙的石膏模型、检查器械、窝洞消毒药、生理盐水、玻璃板、调拌刀、黏固粉充填器、氧化锌丁香油黏固剂、磷酸锌黏固剂、银汞合金调拌仪、银汞合金胶囊、银汞输送器、充填器、磨光器、成形片夹、成形片、小楔子、小棉球、水枪、气枪、5ml注射器、球钻、裂钻、倒锥钻、检查器械、高速手机、低速弯手机、气枪、隔湿棉卷等。

【方法和步骤】

1. 操作前准备 处理患有深龋的离体牙标本。

(1) 开扩洞口及进入病变区。

(2) 去除龋坏组织:去龋时应从洞的边缘向中央,这样,着力点不在洞底,可以减少对牙髓的刺激,也可以防止穿髓。洞侧壁的软化牙本质应完全去净,而洞底近髓腔的少量软化牙本质的去留则视具体情况而定。对于再矿化的牙本质,虽然颜色较正常牙本质深,但质硬,应予保留。前牙为了美观,应将着色的龋坏组织去净。

2. 窝洞消毒 清洗窝洞后,隔湿,用一小干棉球吸干水分,窝洞消毒,吹干。常用的消毒药有樟脑酚溶液、25%麝香草酚酒精溶液、75%酒精等。用小棉球蘸酒精涂擦窝洞1分钟。

3. 垫底 垫底有单层和双层垫底两种。浅的窝洞不垫底;中等深度的窝洞可用磷酸锌黏固剂或聚羧酸锌黏固剂单层垫底;深的窝洞一般采用双层垫底,第一层垫氧化锌丁香油酚黏固剂或氢氧化钙,第二层垫磷酸锌黏固剂。垫底的部位只限于𬌗面髓壁和邻面轴壁,要求底平壁净,留出足够的深度(1.5~2mm),使修复体有足够的抗力和固位(图1-10)。

(1) 氧化锌丁香油黏固剂的调制和垫底:取干净的玻璃板和调刀,取适量粉、液,一般粉液比为(4~6):1。调和时逐份将粉末均匀以顺时针旋转式调入液体中,直至调出一定

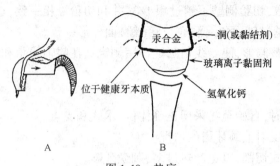

图 1-10　垫底
A. 釉壁垫底；B. 深窝洞的髓壁垫底

稠度的糊剂而完成调和。垫底用糊剂较稠。用黏固粉充填器或探针取少量调好的糊剂送入窝洞后，用充填器的另一端沾少许氧化锌粉剂，轻压使之平铺于洞底，厚度不超过0.5mm。不可将黏固剂残留在洞侧壁上。

（2）磷酸锌黏固剂的调制和垫底：取适量的粉、液，分别置于干燥、洁净的玻璃板上，用清洁、干燥的不锈钢调刀将粉分成两份，先将一份混入液中，用调刀平贴玻璃板顺时针旋转的方式调和均匀，将另一份渐渐加入，直至达到所需要的拉丝状稠度。用黏固粉充填器的一端取少量调好的糊剂送入窝洞，然后用充填器的平头蘸少许粉剂，轻压铺平至所需厚度。如黏附于洞侧壁上，应在未完全凝固时用挖器除去，或凝固后用钻针修理。

4. 银汞合金充填

（1）银汞合金调制

1）手工研磨：取适量的银汞合金胶囊按比例（银合金粉与汞调制的重量比为 5∶8 或 6∶9，体积比为 3∶1）取银合金粉与汞置于乳钵中。一手握杵，一手握臼，顺时针方向旋转研磨，转速 120～150r/分，压力为 1～1.5kg，时间一分钟。随着研磨的进行，汞与银合金粉逐渐互溶，成为具有金属光泽的柔软团块。将其倾于薄的涤棉布或橡皮布上，包好，用手指揉搓，调制合适的银汞合金有捻发音或握雪声，挤出多余的汞，将挤出的汞收集于密闭器皿中。

2）电动研磨：取适量大小的银汞合金胶囊，胶囊挤压使汞与合金粉混合，放入调拌机内震荡，约 40 秒左右，取出调制好的银汞合金使用。电动研磨使用方便，调拌出的银汞合金质量好，时间少，且能减少汞污染。

（2）充填：用银汞输送器将银汞合金少量、分次送入窝洞内。先选用小的银汞合金充填器填压洞底倒凹、固位沟和点、线角处，再换较大的充填器向洞底和侧壁层层压紧，使银汞合金与洞壁密合，充填的银汞合金应略高于洞缘，有汞渗出应及时去除。充填应在 2～3 分钟内完成。当银汞合金初步变硬时，用银汞合金雕刻器进行雕刻，雕刻方向应紧贴牙面，从邻面边缘向充填体雕刻。将窝洞外多余银汞合金去除后，刻出牙面外形（图 1-11）。

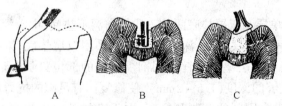

图 1-11　银汞合金充填方法

如系邻𬌗双面洞,则应先装成形片,并加小楔子卡紧邻间隙(图1-12、图1-13)。充填时,一般先充填邻面洞,后充填𬌗面洞。充填邻面洞时充填器向颊、舌方向移动,先将点、线角及颊、舌洞缘与成形片交接处压紧,然后向与龈壁垂直的方向压紧银汞合金,同时向邻牙方向加压,以恢复患牙与邻牙的接触关系。邻面部分充填与𬌗面洞底平齐后,再充填窝洞的𬌗面部分,𬌗面部分的充填方法如前所述。充填完成后,先用雕刻器去除𬌗面及边缘嵴多余的充填物,然后取出楔子,取下成形片夹,继续完成外形雕刻,并检查邻面,如有悬突,应及时去除。最后,调整咬合,磨光。

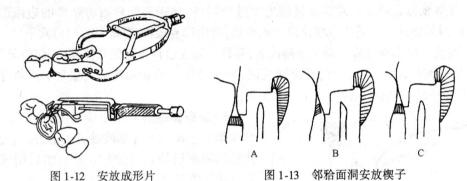

图1-12 安放成形片   图1-13 邻𬌗面洞安放楔子

【注意事项】

1. 深龋近髓的窝洞禁用樟脑酚溶液消毒。

2. 垫底材料调拌时,应注意粉液比例适当,逐量将粉加入液中,粉液调和未均匀时,勿急于再加粉剂,以免调和不均影响材料强度和黏性。切忌将液体直接加入粉剂,或调拌中途再加液体。注意控制各种材料的调和时间。

3. 垫底后形成的洞形达到抗力形和固位形要求,且洞壁不应有残留的垫底材料。

4. 银汞合金调制到充填完成不应超过5分钟,充填前挤去银汞合金中多余的汞。

5. 充填过程中要避免唾液、血液等污染,以免造成银汞合金的二次膨胀。

6. 有意识的嘱"患者"充填24小时后,方可用患牙咀嚼食物。

【结果评定】

1. 评定材料的调拌和垫底的过程。

2. 评定完成垫底的离体牙标本。

3. 评定银汞合金调制及充填的过程。

4. 评定完成充填的离体牙或石膏牙。

实训十六 复合树脂充填(2学时)

【目的和要求】

1. 熟悉光固化复合树脂修复洞形制备的特点。

2. 掌握光固化复合树脂的操作步骤。

【实训内容】

前牙切角缺损的光固化复合树脂修复。

【实训用品】

装有近中邻面龋坏的上颌切牙的离体牙石膏模型、可见光固化复合树脂、酸蚀剂、黏结剂、比色板、光固化机、聚酯薄膜、树脂充填器、检查器械、棉球、纱卷、高速手机、低速弯手机、气枪、抛光器材等。

【方法和步骤】

1. 模型设备准备　将石膏模型固定于仿头模上,调整仿头模为上颌治疗位,装好弯手机。

2. 选色　清洁剂(一般选用浮石粉)清洁牙面后,用送牙色板进行比色,选择相似的色调,供可见光固化复合树脂修复用。

3. 牙体预备　对牙体需要修复的地方进行制备,选用金刚砂石将釉质的边缘磨成约45°斜面,对暴露的牙本质用氢氧化钙衬底覆盖,选用棉卷或橡皮障隔湿,气枪吹干。

4. 酸蚀　用小棉球或小刷子蘸酸蚀剂,轻轻地涂在已预备好的牙体部位,保持湿润约1分钟。用水彻底冲洗,注意及时吸出冲洗液,避免处理后的牙面与唾液接触。再将牙体隔离、吹干,此时的牙釉质表面应该呈现白垩色。

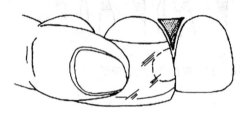

图 1-14　前牙聚酯薄膜成形片的使用

5. 涂布黏结剂　用小棉球或小刷子蘸黏结剂涂布整个窝洞及牙面酸蚀过的地方,气枪轻吹使黏结剂薄层均匀,光照20秒。然后用聚酯薄膜将牙间接触点隔开(图1-14)。

6. 复合树脂充填　取出选定的复合树脂,用树脂充填器将适量的材料放置在窝洞最深处,然后堆塑成形,也可用聚酯薄膜成形。用光固化灯照40~60秒。复合树脂厚度不能超过2~3mm,如超过此厚度,应将材料分次填入窝洞,分层固化。树脂固化后,移去聚酯薄膜。

7. 修整完成　用金刚砂车针修整外形,调整咬合,最后依次用粗、细砂片打磨,橡皮轮或细绒轮蘸打磨膏抛光,邻面可用砂纸条磨光。

【注意事项】

1. 操作前牙面清洁,酸蚀液的量不宜过多,只对牙釉质酸蚀,酸蚀时间不宜过长。

2. 黏结剂涂布要均匀,勿太厚。

3. 复合树脂与洞壁间充填紧密接触,光照时间不要太短,保证光源强度充足,一次固化的树脂不应太厚。

4. 注意充填后调整咬合。

【结果评定】

1. 评定学生选色的过程。

2. 评定光固化树脂充填的操作过程。

3. 评定完成充填的牙齿。

实训十七　牙髓腔解剖形态的认识(2 学时)

【目的和要求】

1. 了解各组牙髓腔形态与牙表面的解剖关系。

2. 了解根管口的位置、形态、根尖孔的形态和侧支根管的分布。

3. 熟悉髓腔各部位的名称。

【实训内容】

1. 观察各组牙模型标本,学习讨论髓腔形态与牙表面的解剖关系。

2. 观察各组牙模型标本,学习讨论根管口的位置、形态、根尖孔的形态和侧支根管的分布。

3. 观察各组牙模型标本,学习讨论髓腔各部位的名称。

4. 绘制上颌中切牙及下颌磨牙剖面图。

【实训用品】

各组牙、各种剖面标本,透明牙标本、各组牙的 X 线片、牙剖面模型、视频图像。

【方法和步骤】

1. 辨认髓腔的形态、结构、名称 髓腔被坚硬的牙本质所包围,位于牙的中央,与牙的外形相似,但显著缩小,仅有根尖孔与外界相通。髓腔伸向牙冠的膨大部分称为髓室,与髓室相连呈细管状深入牙根的部分称为根管,髓室底多在颈线下 2mm。通常根管的数目与牙根的数目相一致,但有些牙根例外。牙根外形较圆者,多有一个与牙根相似的根管,牙根外形宽而扁者常有一宽而扁的根管或两个细长的根管。在一个牙根内有两个根管时,两个根管可以彼此独立,互不相通,以各自的根尖孔与外界相通,也可能时合时分,最终合为一个根尖孔或者两个根尖孔与外界相通。根管的细小分支称为侧支根管,多存在于根尖 1/3 处。副根管来自于髓室底,位于根分叉处,多与主根管方向一致。根尖孔可开口于根尖的唇、远、近中任何侧面,根管狭窄部在近根尖孔约 1mm 处。

2. 剖面图观察各组牙的髓腔解剖形态

(1)上颌切牙组髓腔解剖形态:为单根管,粗而直。近远中剖面可见近中髓角突出,髓顶似屋嵴,且为髓腔最宽处。唇舌向剖面,可见髓腔最宽的横径在舌隆突的相应部位,颈部根管横断面呈唇舌向较宽的椭圆形,在舌面的投影位于舌侧窝内。根管向切端的延伸线在切缘的唇面。

(2)下颌切牙髓腔解剖形态:多数为单根管,呈唇舌径明显大于近远中径的扁根管。颈部根管横断面见近远中径明显缩窄,在舌面的投影位于舌侧窝内。根管向切端的延伸线在切缘的舌侧或通过切缘。

(3)上下尖牙髓腔解剖形态:多为单根管,下尖牙有时有 2 个根管;根管唇舌径大于近远中径,唇部根管横断面呈圆三角形,其投影恰在舌面的舌嵴上。

(4)上颌前磨牙髓腔解剖形态:为近远中径窄,颊舌颈宽的扁根。有时在近根尖处分成颊舌二根。从颊舌向切面可见牙冠的颊舌尖内有细而突出的髓角,根管较扁,或在根尖 1/2 ~ 1/3 处分为 2 个根管,有时两根管在根尖处又汇合为一个根管。两根管之间出现交通支。牙颈部横断面,根管呈近远中径窄,颊舌径宽的哑铃状。

(5)下颌前磨牙髓腔解剖形态:为单根管,且较粗大,颊侧髓角较突出,特别是下颌第一前磨牙,由于牙冠向舌侧倾斜,根管向拾面的延伸线在颊尖一侧。颈部横断面根管呈颊舌径宽,近远中径窄的椭圆形。

(6)上颌磨牙髓腔解剖形态:髓室呈斜立方形,髓室顶凹,近颈缘水平。髓室底在颈缘下约 2mm。一般为三个根,即近中颊根、远中颊根和腭侧根。每个根有一个根管,近中颊根有时可有两个根管。颈部髓底横切面见三个根管口,其连线呈颊舌径大于近远中径的三角形,拾面投影与其相似。

(7)下颌磨牙髓腔解剖形态:一般有近中及远中两个根,近中根较扁,多含有颊舌两个根管,有时为一个与根形态相似的扁根管。远中根较粗大,内含一个粗的根管。下颌第一磨牙有时为三个根,即远中根分为远颊根、远舌根。每个根含一个根管。下颌第二磨牙多为两个根,根分歧不如第一磨牙明显,且两根有融合的趋势。颈部横断面根管口连线呈近远中径长于颊舌径的长方形,其投影位于殆面中1/3,稍偏颊侧。

3. 各组牙的冠、根长度比例(表1-1)。

表1-1 各类牙齿的冠根长度比例

	中切牙	侧切牙	尖牙	第一前磨牙	第二前磨牙	第一磨牙	第二磨牙
上颌	1：1.25	1：1.47	1：1.82	1：1.51	1：1.86	1：1.77	1：1.80
下颌	1：1.34	1：1.32	1：1.48	1：1.79	1：1.79	1：1.72	1：1.86

4. 绘制上颌中切牙及下颌磨牙剖面图

【注意事项】

1. 各组牙髓腔形态与牙表面的解剖关系。

2. 根管口的位置、形态、根尖孔的形态和侧支根管的分布。

【结果评定】

1. 评定学生绘制的上颌中切牙剖面图。

2. 评定学生绘制的下颌磨牙剖面图。

实训十八 离体牙上颌前牙开髓法及髓腔预备(4学时)

【目的和要求】

1. 掌握钻针的选择使用。

2. 掌握前牙开髓的部位、形状及开髓要点。

【实训内容】

1. 选择钻针。

2. 上颌前牙开髓操作。

3. 观察髓室,寻找根管口,探查根管情况。

【实训用品】

仿头模、装有离体右(或左)上中切牙的石膏模型、高速手机、检查器械、1号圆钻、701号裂钻、光滑髓针、15号根管扩大针、注射器、气枪、生理盐水。

【方法和步骤】

1. 复习上中切牙牙体及髓腔的解剖形态(图1-15)。

2. 开髓 固定模型、调整体位,左手持口镜,右手握笔式握弯手机,以无名指作支点,在口镜反光下进行操作。首先在牙舌面设计开髓部位和外形,开髓洞形与舌面相似,但为较小的三角形。然后选用1号球钻,保持

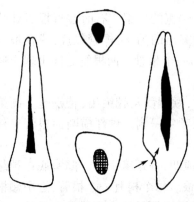

图1-15 上颌中切牙髓腔形态

钻针与舌面垂直,自舌侧钻入。当穿过釉牙本质界时,应逐渐改变钻针方向,使钻针与牙体

长轴保持一致,直达髓腔,如果髓腔较大,则有明显的落空感。再根据髓腔解剖特点,由里向外开扩洞形,揭开髓顶。当去除舌侧髓顶之后,可出现舌侧牙本质隆起,再用 701 号裂钻从里向外除去舌侧隆起的肩台,使侧壁与髓腔根管延续成直线。

3. 检查　用注射器装生理盐水,冲洗洞内的残屑,再用气枪吹干,观察髓室、根管口。然后用 15 号扩大针或光滑髓针插入根管内检查窝洞进入道与根管是否成直线通路,根管操作器械能否无阻碍地进出根管。如制备窝洞进入道时,没有充分向切缘或舌嵴延伸,都会形成"肩台",影响器械进出。

【注意事项】

1. 注意上中切牙牙体及髓腔的解剖形态。
2. 牙钻方向要正确,避免形成"肩台"及磨穿髓腔侧壁。

【结果评定】

1. 评定操作的术式、支点和口镜的使用情况。
2. 评定开髓操作情况。
3. 评定髓腔预备情况。

实训十九　离体牙上中切牙开髓法及髓腔预备(4 学时)

【目的和要求】

掌握上颌第一磨牙的开髓部位、形状及开髓要点。

【实训内容】

1. 上颌第一磨牙离体牙的开髓。
2. 观察髓室,寻找根管口,探查根管情况。

【实训用品】

装有离体上颌第一磨牙的石膏模型、其余同实训十八。

【方法和步骤】

1. 复习上颌第一磨牙牙体及髓腔的解剖形态(图 1-16)。

2. 开髓　经固定模型、调整体位后根据上颌第一磨牙的髓室顶在𬌗面的投影,设计开髓洞形的外形,并在离体牙𬌗面确定开髓孔的部位,然后选用 1 号球钻,使钻针略向腭侧倾斜,与腭侧根管方向一致钻入,直达髓腔,如髓腔较大,则有较明显的落空感,但对钙化的髓腔则感觉不明显。然后改用锥形裂

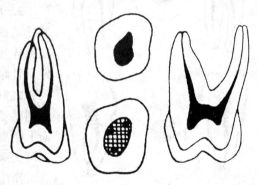

图 1-16　上颌第一磨牙髓腔形态

钻,以髓室顶到𬌗面距离为深度,从里向外,从腭向颊依次揭去髓顶。此时钻针不可太深,也不可从外向里切割,以免损伤髓室底。最后可换用 44 号柱状砂石精修髓室顶的残余部分,使洞壁光滑略外敞,和髓腔成直线连接,以利于根管治疗器械的进出。开髓时还应注意不宜钻磨过浅,以免将髓角误认为根管口。最后形成的开髓口外形为位于𬌗面中央窝的圆三角形,底在颊侧,尖指向腭侧,且不损伤颊尖,近中边缘嵴和斜嵴。

3. 用生理盐水冲洗洞内残屑,再用气枪吹干。观察髓室底、根管口。然后用 15 号扩大

针或光滑髓针进行检查,试探并感觉进入根管的方向是否有阻碍。若开髓洞形正确,一般情况下应顺利找出三个根管,即近中颊侧根管,远中颊侧根管及腭侧根管。

【注意事项】

1. 注意上颌第一磨牙牙体及髓腔的解剖形态。

2. 牙钻方向要正确,避免形成"肩台"及磨穿髓腔侧壁。

3. 根管口与根管口之间有时可见暗线,可用碘酊染色显示。但术者应熟悉髓腔解剖形态,沿髓腔壁找到根管口。

【结果评定】

1. 评定操作的术式、支点和口镜的使用情况。

2. 评定开髓操作情况。

3. 评定髓腔预备情况。

实训二十　离体牙下颌第一磨牙开髓法及髓腔预备(4学时)

【目的和要求】

掌握下颌第一磨牙的开髓部位、形状及开髓要点。

【实训内容】

1. 下颌第一磨牙离体牙的开髓。

2. 观察髓室,寻找根管口,探查根管情况。

【实训用品】

装有离体下颌第一磨牙的石膏模型、其余同实训十八。

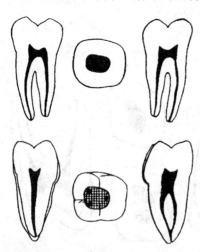

图1-17　下颌第一磨牙髓腔形态

【方法和步骤】

1. 复习下颌第一磨牙牙体及髓腔的解剖形态(图1-17)。

2. 开髓　经固定模型、调整体位后,根据下颌第一磨牙的髓室顶在𬌗面的投影,设计开髓洞形的外形,并在离体牙𬌗面确定开髓孔的部位,然后选用1号球钻,使钻针略偏向颊侧,与颊侧根管方向一致钻入,直达髓腔,如髓腔较大,则有较明显的落空感,但对钙化的髓腔则感觉不明显。然后改用锥形裂钻,以髓室顶到𬌗面上距离为深度,从里向外,依次揭去髓顶。此时钻针不可太深,也不可从外向里切割,以免损伤髓室底。最后可换用44号柱状砂石精修髓室顶的残余部分,使洞壁光滑略外敞,和髓腔成直线连接,以利于根管治疗器械的进出。开髓时还应注意不宜钻磨过浅,以免将髓角误认为根管口。最后形成的开髓口外形为位于𬌗面中央稍偏颊侧的椭圆。

3. 用生理盐水冲洗洞内残屑,再用气枪吹干。观察髓室底、根管口。然后用15号扩大针或光滑髓针进行检查,试探并感觉进入根管的方向是否有阻碍。若开髓洞形正确,一般情况下应顺利找出3个或4个根管,即近中2个根管,远中1个或2个根管。

【注意事项】

1. 注意下颌第一磨牙牙体及髓腔的解剖形态。

2. 牙钻方向要正确,避免形成"肩台"及磨穿髓腔侧壁。

3. 根管口与根管口之间有时可见暗线,可用碘酊染色显示。但术者应熟悉髓腔解剖形态,沿髓腔壁找到根管口。

【结果评定】

1. 评定操作的术式、支点和口镜的使用情况。

2. 评定开髓操作情况。

3. 评定髓腔预备情况。

实训二十一 离体前牙根管治疗术(4学时)

【目的和要求】

1. 熟悉根管治疗器械及使用方法。

2. 掌握根管治疗技术和步骤。

【实训内容】

1. 介绍根管治疗器械及使用方法。

2. 在仿头模上进行上颌切牙根管治疗术。

【实训用品】

仿头模、装有上中切牙的石膏模型、涡轮机及涡轮机手机、各型车针、检查器械、上颌中切牙X线摄片、光滑针及拔髓针、根管扩大针、根管锉、根管充填器、根管侧压针、挖器、黏固粉充填器、气冲、5ml注射器、根管测量尺、棉球、调拌刀、玻璃板、3%过氧化氢液、2%氯亚明、樟脑酚液、牙胶尖、氯仿、磷酸锌黏固粉、丁香油氧化锌黏固粉、丁香油、复合树脂。

【方法和步骤】

1. 根管治疗器械及使用方法 根管治疗器械分为开髓器械、根管预备器械、根管长度测定器械、照明及窥视器械、根管消毒器械、根管充填器械等。

(1) 开髓器械:用于钻穿髓室,揭除髓顶,建立进入根管的通路。包括高速和低速手机、裂钻和球钻,扩孔钻等。

(2) 根管预备器械

1) 光滑髓针:为一光滑而有弹性的长锥形器械。其横断面有圆形、三角形等。用于探测根管,吸干根管,制作棉捻,或根管封药用。

2) 倒钩拔髓针:为一带倒刺的长锥形器械,用于拔髓或去除根管内捻。使用时如遇阻,勿用外力压入,以免折断。

3) 根管切削器械:分为手用器械和机用器械两大类:

常用手用器械根据锉的螺纹不同分为K型锉和H型锉,又根据制造锉的材料不同分为不锈钢锉和镍钛合金锉。

这些锉由手柄、颈部和工作端三部分组成,每一个器械在颈部都有一个硅橡胶标记片,用以标记工作长度。根管锉和扩大针的锥度、长度、编号、颜色均有ISO规定的标准规格和尺寸,所有扩大针和锉的工作端切割刃长为16mm;长度从尖端到手柄的末端有21、25、28、31mm四种规格;锥度一般为0.02,即长度每增加1mm直径增大0.02mm;常用的器械号码有 15$^{\#}$、20$^{\#}$、25$^{\#}$、30$^{\#}$、35$^{\#}$、40$^{\#}$六种型号,另外还有 06$^{\#}$、08$^{\#}$、10$^{\#}$三种细锉和 45$^{\#}$ ～140$^{\#}$粗大型根管锉。

机用器械包括回旋手机、G 钻和 P 钻。

(3)根管长度测量器械:常用有根尖定位仪和根管长度测量尺。根尖定位仪由唇夹、主机和夹持器三部分组成,牙周膜与口腔黏膜之间电阻值恒定,即口腔黏膜与根管内插入器械在到达根尖孔时电阻值恒定,将该原理应用到测量根管工作长度。

(4)根管冲洗器械

1)冲洗用注射器:临床常用 27 号针头的注射器插入根管进行冲洗。

2)超声根管治疗仪:可溶解和松动根管内坏死组织,清除附着在根管壁上的玷污层,清理效果显著。

(5)根管充填器械

1)输送糊剂用器械:常用螺旋充填器,有手用和机用两种,也可用扩孔钻代替。

2)充填牙胶用器械

侧向充填器:有粗细不同的号码,圆锥形,尖头,用于牙胶根管侧压充填。

垂直充填器:设计似侧向充填器,头钝,用于牙胶根管直压充填。

短柄充填器:长短、粗细似扩孔钻,但无刃槽,为光滑的工作段。

其他根管充填器械:临床还有高温牙胶输送系统和根管充填系统。

(6)照明和根管窥视系统

1)根管内窥镜:根管内窥镜用于检查根管预备效果,分管型和纤维型两类。管型内窥镜尖端稍粗,不可弯曲,在根管内受到一定限制,最大优点是分辨力强。光导纤维根管内窥镜尖端较细,可弯曲,使用方便灵活,但分辨力则不如管型。使用根管内窥镜时,根管必须预备到一定程度。

2)牙髓手术显微镜:其基本原理和构造似普通显微镜,主要由支架、光学放大、照明系统、影像系统及附件等五个部分构成。借助牙髓手术显微镜,术者和助手可清晰见到以前无法触及的细节,开展各种操作,拓展治疗范围,提高临床疗效,增强教学效果。但因价格昂贵,目前还未能普及使用。

2. 在已开髓的上颌中切牙上做根管治疗

(1)根据 X 线摄片,了解根管长度、形态、粗细、有无变异等。

(2)用光滑针探测出根管的方向及通畅程度后,取出光滑针,滴入 2% 氯亚明于髓腔内,轻轻插入拔髓针,顺时针方向捻转,缓慢将残髓取出,如牙髓腐败分解,可用拔髓针分次取出,或向根管内滴入 2% 氯亚明,用拔髓针在根管内荡洗,再用 3% 过氧化氢液冲洗。

(3)测量根管长度,可按 X 线片上的冠根比例计算。

(4)根管预备:将 15 号扩大针(锉)插入根管后,顺时针向根尖捻转,直达根尖狭窄处,然后顺根管壁一侧抽出,重复数次,直至根管锉能自由顺利抽出,用生理盐水冲洗根管。再用 20 号扩大针(锉)同样方法扩锉根管。注意:根管扩大应顺号使用,由细到粗逐号扩大根管;边冲洗边扩大;捻转角度不可过大,遇到阻力不可强行扩大,以免器械折断或超出根尖孔。

(5)扩大根管后,用 3% 过氧化氢和生理盐水交替冲洗根管。用纸捻或棉捻吸干根管。

(6)根管消毒:用棉捻蘸樟脑酚液,放置于根管内,用丁香油氧化锌糊剂暂封窝洞。

(7)充填根管:模仿临床复诊后进行。

1）根据测量的根管长度和扩大的程度,选择牙胶尖,用乙醇溶液浸泡消毒。

2）除去根管内的药物棉捻,并干燥根管。

3）用测量好的根管扩大器(带有橡皮停止标),将根管糊剂填满于根管。

4）将已消毒的牙胶尖,作为主尖蘸糊剂插入根管直达根尖。再另取牙胶尖插入根管,用侧压针从管壁一侧插入,将牙胶尖压向一侧,再填塞牙胶尖,直到侧压针不能进入为止。

5）用烤热的挖器,平齐根管口处切断超出根管口的牙胶尖。

6）X 线摄片检查根管充填情况。

7）若充填完满,用磷酸锌黏固粉垫底后,复合树脂充填。

【注意事项】

1. 3% 过氧化氢液对尖周组织有轻度刺激,冲洗根管后要吸干,防止遗留分解氧气压迫根尖周组织而致痛;冲洗根管时针管应轻轻地靠在根管壁上,不要加压,以免过氧化氢液压入了根尖周组织引起气肿。

2. 根管治疗必须全神贯注,耐心细致,正确使用器械,防止折断于根管内。

3. 较细的根管或根管口有阻塞时,可以先用球钻或大号扩孔钻将根管口稍扩大,但忌用裂钻以免形成台阶,妨碍扩大根管。

4. 凡旋转使用的器械,如拔髓针和扩孔钻,一般旋转时不要超过半圈。当遇阻力时,勿用力过大。

5. 扩大根管时,应根据牙长度在器械上放一标志,既可防止器械穿出根尖孔,也可了解是否已扩大到根尖。

6. 边扩大边冲洗,有助于清除根管内残余组织、碎片和微生物,并可湿润根管壁,有利于根管扩大和减少器械折断的机会。

【结果评定】

1. 评定根管治疗器械的使用情况。

2. 评定根管预备的结果。

3. 评定根管充填的结果。

实训二十二 龈上洁治术(4 学时)

【目的和要求】

1. 掌握龈上洁治器械的正确选择和使用。

2. 初步掌握龈上洁治术的方法及洁治后磨光技术。

【实训内容】

1. 实验室阶段

(1) 洁治器械种类的识别及选择。

(2) 在模型上示教洁治术。

(3) 在模型上练习洁治术。

2. 临床阶段

(1) 临床上示教龈上洁治和磨光。

(2) 学生相互洁治及磨光。

【实训用品】

1. 实验室用品

（1）洁治器。

1）各种类型洁治器：直角形、大镰刀形、弯镰刀形（牛角形）（1对）、锄形（1对）洁治器。

2）示教和练习用镰形洁治器（每人1套）。

（2）仿头模。

（3）带有牙石的牙模型。

制作：选择带有牙石的离体牙，放入阴模内的适当位置，灌制石膏模型。或在模型中的真牙上用水门汀做出人工牙石。

2. 临床阶段用品

（1）口腔检查盘（包括口镜、镊子和探针）及口杯。

（2）各种消毒洁治器。

（3）磨光器械：磨光杯（或磨光刷）、磨光砂（磨光膏）、低速弯机头。

（4）3%过氧化氢溶液、冲洗器、棉球敷料。

【方法和步骤】

1. 实验室阶段

（1）详述龈上洁治器械的结构、种类和辨认方法。

（2）讲述磨光器械及磨光剂正确使用方法。

（3）在石膏模型上示教洁治术。

1）器械的握持：以改良式握笔法握持器械。

2）支点的选择：操作时必须要有正确而稳固的支点，防止器械滑脱伤及软组织。一般以无名指或无名指与中指置于被洁治牙附近的牙为支点。

3）使用器械的次序：先用镰形器，后用锄形器。先用镰形器将唇（颊）舌（腭）面大块牙石撬除刮破成为散在的小块，逐个刮除邻面的牙石，再用锄形器刮光牙面。

4）洁治牙位的次序：全口牙分6个区，后牙4个区，前牙2个区。应有计划分次分区进行洁治，一般从一侧下颌最后磨牙远中面开始依次向前移至另一侧最后磨牙远中面结束；也可先前牙区，后洁治后牙区。以免遗漏或频繁更换器械，影响洁治效率。

5）器械的放置：刃口尖端约1~2 mm应放在牙石的根方且紧贴牙面，洁治器面与牙面的角度为45°~90°，洁治过程中，刃部应与牙面始终保持接触，特别是器械进入邻面间隙时，避免工作尖刺激牙龈或其他组织。

6）用力部位、方向：洁治时以手腕、前臂爆发力为主，力度适中又不易疲劳，方向以向冠方用力，水平或斜向推拉进行。器械移动幅度宜小不宜大，使牙石整块从牙面上刮下，避免层层刮削，每刮一下应与前一动作有重叠，邻面牙时应将洁治器从颊、舌两侧均深入邻面越过一半。遇松动牙时，应以左手固定牙齿，减少创伤。

（4）学生在模型上练习龈上洁治术，注意操作要点。

2. 临床阶段

（1）临床上示教龈上洁治和磨光。

1）消毒：先嘱患者用清水漱口，再以1%~3%过氧化氢溶液或1%~2%氯己定溶液漱口1分钟，术区以1%碘酊棉球涂擦或2%碘酊含漱。

2）按上述要点操作。

3）保持术区视野清楚:洁治时随时吸取或拭去多余血液、唾液,保护牙龈组织。

4）磨光:先检查洁治效果,防遗留牙石。用杯状刷或橡皮杯蘸磨光糊剂或牙膏抛光牙面。

5）清洗口腔:让患者用1%～3%过氧化氢溶液及生理盐水漱口。严重炎症患者需局部涂布消炎收敛药物如碘甘油等。

（2）学生两人一组,相互进行洁治术。

【注意事项】

1. 注意形成稳固的支点,在无名指与中指共同作支点时,应注意二指一定要紧贴,不应分开,操作中始终稳固地支持在牙面上。

2. 洁治时要将洁治器尖端放入牙石底部,"咬住"牙石,通过"爆发力"将牙石整块除去。勿在牙石表面层层刮削。

3. 在操作过程中一定要注意,洁治器的尖端要始终贴着牙面,保持洁治器面与牙面的角度在45°至90°之间,牢固地控制器械,并始终有稳固的支点,从而避免损伤牙龈。

4. 在模型上练习洁治的基本操作要点,掌握之后才能进行临床洁治练习。

【结果评定】

评定龈上洁治的基本操作技能及结果。

实训二十三　龈下刮治术(根面平整)(4学时)

【目的和要求】

1. 掌握龈下刮治术的目的。

2. 认识刮治器械,熟悉其使用方法。

3. 熟悉龈下刮治术的操作技术。

【实训内容】

1. 实验室阶段

（1）刮治器的种类识别及选择。

（2）在模型上示教刮治方法。

（3）在模型上练习刮治方法。

2. 临床阶段

（1）临床龈下刮治术示教。

（2）临床龈下刮治术练习。

【实训用品】

1. 实验室用品　刮治器械、仿头模、带有根面牙石的模型、口腔检查盘(包括口镜、镊子和探针)。

2. 临床阶段用品　口腔检查盘(包括口镜、镊子和探针)、口杯、消毒的刮治器、牙周探针、3%过氧化氢溶液、冲洗器、棉球敷料。

【方法和步骤】

1. 实验室阶段

（1）详述龈下刮治器械的结构、种类和辨认方法。

（2）在石膏模型上示教龈下刮治术。

1）探查:刮治前应探查牙周袋的深浅、大小、形状及牙石的形状、大小、部位。

2）选择器械:根据所刮区域牙位牙面,正确选择刮治器械,并注意器械的锐力度,如果刃缘变钝,会影响治疗效率和效果,应及时对器械进行磨锐。

3）龈下刮治:

器械放置:将器械工作面与根面平行(即 0°角)缓缓放入袋底牙石基部,然后改变刮治器械角度,使工作面与根面成 80°角,用腕力刮除牙石,操作完成后,仍回到与根面平行位置,取出器械。

操作要点:以改良式握笔法握持器械,选稳妥支点,以腕部和前臂转动力量,冠向用力为主,水平(有修复体的牙齿刮治时方向与修复体边缘平行,以防损伤修复体边缘)、斜向力为辅,运动幅度要小,避免滑脱或损伤软组织。刮治器应放在牙石与牙面结合部,整体刮除,避免层层刮削牙石;每一动作的刮除范围要与前次有部分重叠,连续不间断,避免遗漏牙石;根据牙石及出血量,按一定顺序分次、分区进行刮治。

4）根面平整:刮除牙石后,要继续刮除腐败、软化牙骨质层,直到牙根面光滑坚硬为止。

5）术后清理:刮治完毕应仔细探查牙石、肉芽组织是否刮净,根面是否平整。然后用 3% 过氧化氢溶液、生理盐水交替冲洗牙周袋,清除袋内牙石残渣。压迫牙龈,使之与牙面贴合,利于止血和组织再生修复。刮治术后 4~6 周勿探查牙周袋,以免影响组织修复。

（3）学生在模型上练习龈下刮治术,注意以上要点。

2. 临床阶段临床示教龈下刮治术步骤。

（1）深牙周袋刮治前应行局部浸润麻醉。

（2）检查龈下牙石所在部位及牙周袋的深度、位置、形状等。

（3）根据所刮治牙位区域的不同,正确地选择刮治器械。

（4）按龈下刮治的基本操作要点进行刮治。

（5）刮除龈下牙石的同时,工作端另一侧刃可将袋内壁炎性肉芽组织及残存的袋内上皮刮除。注意不要遗漏残存的肉芽组织,否则易造成术后出血。

（6）刮治完毕后要用探针检查,确定龈下牙石已去净、根面光滑坚硬。然后用 3% 过氧化氢溶液冲洗牙周袋,清除袋内牙石残渣。压迫牙龈,使之与根面贴合。刮治术后 4~6 周内勿探查牙周袋。

3. 选择合适病历相互刮治操作(根据情况酌定)。

【结果评定】

1. 评定不同区域的牙及牙面是否能正确选择刮治器械。

2. 评定在模型上完成各区段牙的刮治及根面平整的操作方法及效果。

实训二十四　超声洁牙机洁治术(4 学时)

【目的和要求】

1. 了解超声洁牙机的组成和原理。

2. 掌握超声洁治方法及在临床上应用的步骤。

【实训内容】

1. 临床示教超声洁牙机龈上洁治和磨光技术。

2. 学生相互用超声洁牙机洁治及磨光。

【实训用品】

超声洁牙机、已消毒灭菌的超声洁治工作头、口腔检查盘（包括口镜、镊子和探针）、口杯、3% 过氧化氢溶液、冲洗器、棉球敷料、磨光杯（或磨光刷）、磨光砂（磨光膏）、低速弯机头。

【方法和步骤】

1. 术前询问有无血液病史、肝炎等传染病史及其他全身情况，必要时进行化验检查，并要特别注意询问是否戴有心脏起搏器，起搏器的类型是否具有屏蔽装置，以确定是否适合超声洁治治疗。如果患者有血液病、肝炎等传染病，或戴有心脏起搏器，起搏器又无屏蔽作用，则不能进行超声洁治，而应选用手工洁治。如患者有呼吸抑制等呼吸系统疾病，也应选用手工洁治。

2. 让患者用 3% 过氧化氢溶液或 0.12% 的氯己定溶液鼓漱 1 分钟，然后用清水漱口。

3. 术者踩动超声洁牙机脚踏开关，检查手机是否有喷水，工作头是否振动使喷水呈雾状，若无喷雾则不能工作。调节功率和水量，功率的大小应根据牙石的厚薄而定，调致能将牙石清除即可。如功率过高，患者有不适感，对牙面也造成损害；水量应调节到在工作头的顶端产生薄雾，工作时工作头得到冷却、不会发热。

4. 在每天使用前，踩动超声洁牙机脚踏开关，让水冲洗手柄和管路 2 分钟，以减少管路内的微生物量。在每个患者使用前、后，也要踩踏开关，冲洗 1 分钟。

5. 体位

（1）患者体位：上身向后仰靠，头仰靠在治疗椅头托上，工作部位应与操作者肘部平齐。洁治下颌牙时下牙粭平面基本与地面平行，洁治上颌牙时上牙粭平面与地面约呈 60° 角。

（2）术者体位：一般位于患者的右方，有时也可在正后方或左后方。根据所洁治牙的区段、牙面的不同，可移动至适宜的位置。避免频繁移动体位。教师在示教时应演示并说明这些不同体位的选择。

6. 用握笔或改良握笔式轻持手机，用无名指轻巧地将支点支在口内或口外。

7. 工作时脚踏开关，超声洁牙机开始工作，如工作时间过长，可间歇一阵再继续启动，注意不要过于频繁的反复关闭和启动开关。

8. 将手机工作头轻轻接触牙石，工作头前部侧缘对着牙面，与牙面平行或小于 15° 角，利用工作头顶端的超声振动将牙石去除，不要施过大压力。不能用工作头的顶端垂直对着牙面和牙石，一定是用侧缘接触牙石和牙面。

9. 操作时工作头要保持不停的移动，动作要短而轻。可采用垂直、水平或斜向重叠的动作，禁止将工作头的顶端停留在一点上振动。遇大块且坚硬的牙石时，可将工作头放在牙石的边缘处移动，使牙石与牙面分离，也可采用分割法，将大块牙石先分割成多个小块，再逐一击碎、击落。

10. 按一定顺序去除全口牙的牙石，避免遗漏。

11. 超声洁治过程中，应使用吸唾器及时吸去患者口内的水、唾液和血液。

12. 洁治后嘱患者漱口，将牙石漱去。

13. 超声洁治后，要用探针仔细地检查有无遗漏的牙石。如果遗留一些细小的牙石和邻面的牙石，应再用手工洁治器将其清除干净。

14. 洁治后局部用 3% 过氧化氢溶液冲洗或擦洗，彻底清除已与牙面分离但残留在牙龈或龈沟内的牙石残屑及血凝块,并一定程度上起到止血的作用。

15. 同手工洁治一样,在洁治后应进行抛光处理。

16. 超声器械使用后,工作头和手机应更换。进行消毒灭菌处理。

【注意事项】

1. 禁用于置有心脏起搏器的患者,防止出现眩晕和心律失常。

2. 禁用于肝炎、肺结核等传染性疾病患者,防止带菌水雾污染诊室空气。

3. 对固定修复体处勿用,防止陶瓷碎裂、复合树脂磨损,增加修复体表面粗糙度,使牙齿与修复体粘接力丧失。

4. 术前应严格消毒患者口腔和做好医师自身的防护工作。

5. 超声洁牙机手机及工作头应严格消毒,以免交叉感染。

6. 治疗开始前应先放空手机后部管道中的存水,应为每位患者更换消毒手机,治疗中应注意用强力吸引器吸除液体。

【结果评定】

评定超声洁治的基本操作技能及结果。

实训二十五 松牙结扎固定术(4学时)

【目的和要求】

熟悉对牙周炎松动牙的结扎固定方法。

【实训内容】

1. 教师示教对松动牙的钢丝结扎固定。

2. 学生在模型上练习钢丝结扎固定。

【实训用品】

1. 松牙模型 选用螺丝将每颗牙固定的牙模型,将前牙的固定螺丝稍拧松后,可制成前牙松动的模型。

2. 不锈钢丝 直径 0.178～0.254mm。

3. 钢丝剪、钢丝钳或持针器、推压器。

4. 口镜和镊子。

【方法和步骤】

实训原理:通过结扎,将松动牙连接并固定在邻近的稳固牙上,使多个牙连成一个整体,形成新的咀嚼单位,重新分配咬合力量。通过固定,可充分发挥牙周组织的代偿能力,减轻松动牙负担,促进愈合,并防止个别牙的倾斜、移位。

不锈钢丝结扎法主要采用单扣扭结法。教师先示教,而后学生在模型上练习。具体方法如下。

1. 在松动牙两侧选择稳定的基牙,一般选择尖牙。

2. 取直径 0.178～0.254 mm 不锈钢丝一段,具体以水平围绕所要拴结的牙齿唇面和舌面再延长 5 cm 为宜。

3. 结扎钢丝位于舌隆突的切方,牙邻面接触点的根方,以防止钢丝滑脱或滑入龈缘以下。结扎丝应尽量不妨碍患者的口腔卫生措施,应对患者加强口腔卫生宣教,教会在结扎的情况下如何控制菌斑。

在一侧稳固的基牙上绕成双圈，在邻面以顺钟向做扭结，然后将钢丝围绕下一个牙，在牙间隙处再做扭结，这样依次连接其他牙齿，在每个牙邻面牙间隙处均做扭结，扭结数目的多少应正好占据间隙，又不使松牙受力产生移位，尽量固定在原来的正常位置上，不要造成牙齿倾斜、扭转等，以免造成新的创伤。若间隙很小，可不做扭结，仅做一个"8"字形交叉，再结扎另一个牙。最后一个牙也绕双圈，在近中处拉紧后做扭结，剪出多余的钢丝。将结扎丝尾端压入牙齿邻面，避免刺伤牙龈。

4. 必要时可加用釉质黏结剂或复合树脂，加强结扎的稳固性。

5. 结扎后应检查咬合关系，防止咬在钢丝上。在临床上如发现有早接触，则应调𬌗。

【注意事项】

1. 应在松动牙两侧选择稳定的基牙，一般选择尖牙。

2. 尽量固定在原来的正常位置上，不要造成牙齿倾斜、扭转等，以免造成新的创伤。

3. 扣结长度、位置合适，并位于牙间隙内，以防止损害牙间乳头及唇颊黏膜。

【结果评定】

评判结扎效果。

实训二十六　调整咬合(4 学时)

【目的和要求】

1. 正确运用咬合创伤的检查方法。

2. 列出调整原则。

【实训内容】

1. 在模型上示教咬合创伤的检查方法和调磨法。

2. 学生在模型上做咬合创伤的检查方法和调磨法。

3. 在临床上示教咬合创伤的检查方法。

4. 学生相互做早接触点的检查。

【实训用品】

口镜、镊子、探针、蜡片、咬合纸、各型小石尖、橡皮轮、电机及弯、直手机、口杯、水枪及气枪、棉卷、松牙模型、仿头模等。

【方法和步骤】

1. 在模型上示教进行早接触点的检查，详述磨改原则、磨改方法及注意事项。

(1) 首先应教会患者做各种咬合运动，如正中、侧方和前伸运动。

(2) 准确定出早接触或干扰点、磨改以消除早接触点为主，使侧向力转为垂直力，并消除过大的力。

(3) 选择大小、形状合适的磨改工具，在有水冷却的条件下进行，间断磨改，转速不宜过高，避免产热刺激牙髓。对松动牙齿的磨改，操作者应用左手手指将松牙固定，以减少磨改时的不适与创伤。若根尖有急性炎症而使牙松动、伸长时，最好待炎症消退后再磨，才能准确。若选磨的牙位多，应分次完成，一次不应磨牙太多，以免患者肌疲劳，影响做正确的咬合运动及妨碍对早接触或干扰点的准确定位。如果在磨改过程中患牙十分敏感，也应分次进行，对敏感的部位可进行脱敏治疗。

(4) 先磨改正中位的早接触点，功能性牙尖是保持垂直距离和维持正常咬合功能的关键,磨改一定要慎重。应边磨改边检查,以防止出现新的早接触点或不平衡,一般磨改后观察数天进行复查,检查上次磨改效果,在此基础上酌情再磨。恢复牙齿的球面生理外形。

(5) 用橡皮轮将牙面抛光,光滑的牙面也可避免牙菌斑的积聚。

2. 学生在模型上进行早接触点的检查、磨改。

3. 在临床上示教早接触的检查方法,具体方法如下。

(1) 观察正中咬合和非正中咬合运动时牙龈有无变色,牙有无松动度。

(2) 扣诊:将示指扣压于被检查牙的唇(颊)面的颈部,并进行正中咬合及非正中咬合运动,利用手指感觉被检查牙的动度。

(3) 咬蜡片:取 6 cm×1.5 cm 红蜡片,用镊尖夹稳,在酒精灯上烤软,但不可烤溶化,置于拟检测的患牙面上,让患者做正中咬合,将蜡片咬紧,用镊尖在正对患牙处夹记号,标示患牙部位,待蜡片冷却后,取下观察,要朝着亮处,最薄点表示力最大处。

(4) 咬脱色纸:先将牙面拭干,取一咬合纸,长短与拟检查牙面的长度相当,让患者进行正中运动,观察面上的蓝迹,再拭干牙面,取一红色咬合纸嘱患者进行非正中运动,观察面红迹。通过上述一系列检查,再根据红蓝迹的部位,可以确定出磨改的实际位置。

4. 学生 2 人一组,相互进行口腔检查。

【注意事项】

1. 首先应教会患者做各种咬合运动,如正中、侧方和前伸运动。

2. 必须先准确定位再进行磨改,由于磨改牙齿的方法是不可逆地改变了牙的形态,因此,在磨改前一定要反复做正中与非正中的检查,准确定出早接触或干扰点,兼顾正中与非正中关系才能进行磨改。

3. 选择大小、形状合适的磨改工具如砂石轮、砂石尖等,在有水冷却的条件下进行,砂石轮的转速不宜过高,应间断磨改,避免产热刺激牙髓。

4. 一次不应磨牙太多,应边磨改边检查,以防止出现新的早接触点或不平衡。

5. 注意尽量恢复牙齿的球面外形,这样可减少牙间接触面,提高咀嚼效率,减轻咬合创伤。

6. 磨改结束后,用橡皮轮将牙面抛光,以免因牙面的粗糙而使患者有不适感。光滑的牙面也可避免牙菌斑的积聚。

【结果评定】

学生操作情况。

实训二十七　口腔颌面外科基础知识与基本操作(6 学时)

【目的和要求】

1. 学会正确的无菌操作技术。

2. 初步掌握头面颈部消毒铺巾、基本包扎技术。

3. 初步学会识别常用手术器械及使用。

4. 掌握切开、缝合、打结及拆线方法。

【实训内容】

1. 训练口腔颌面部消毒铺巾技术,包括消毒方法、范围,铺巾方法。

2. 训练头面部基本包扎技术,包括十字交叉法和单眼包扎法。

3. 辨认常用手术器械。

4. 训练切开、缝合、打结及拆线技术。

【实训用品】

各种方巾、孔巾、绷带、11 号手术刀、刀柄、组织剪、血管钳、持针器、皮钳、铺巾钳、三角针、圆针、缝线、缝合模型(或猪皮等)。

【方法和步骤】

1. 消毒铺巾 学生两人组。

(1) 手术区的常用消毒药物

1) 碘酊:杀菌力强,刺激性大,常用浓度口内为 1% ~ 2%,颌面颈部为 2%,皮肤消毒后应用 75% 乙醇溶液脱碘,碘过敏者禁用。

2) 75% 乙醇溶液:是常用的消毒液,可作为碘酊消毒后脱碘以及口周皮肤的消毒。

3) 氯己定液:是一种广谱消毒液,刺激性小,常用皮肤消毒浓度为 0.5%,可用于眼部皮肤及口腔黏膜的消毒,如含漱时浓度为 0.1%。

4) 碘伏:含有效碘为 0.5% 的水溶液,可用于皮肤和手的消毒,亦可用于口腔黏膜的消毒。

(2) 消毒方法及范围:消毒应从中心开始,向周围环绕扩展涂消毒剂,感染创口应从周围向创口处涂消毒剂,不可遗留空白。口腔内手术应先消毒颌面部口周,后消毒口内,眼部消毒时应尽量用刺激性小的消毒药物,消毒范围应在手术切口周围至少 15cm 以上。

(3) 无菌巾铺置法:口腔颌面部因有腔、道、孔、裂、毛发等,故手术铺巾有其特殊性。

1) 包头法:局麻时患者可主动抬头,全麻时由麻醉师帮助将患者头抬起,将两块无菌巾重叠铺于头部下手术台上,待头部放下后,再用双手分别将上层无菌巾根据手术要求,自两侧耳前或耳后区包向中央,用巾钳固定。

2) 三角巾铺巾法:用三块无菌巾呈三角形遮盖于手术区周围皮肤,以巾钳固定,适用于口腔、鼻及唇颊等部位手术。

3) 四边形手术野铺巾法:用四块无菌巾呈四边形遮盖术区周围皮肤,用巾钳固定,适用于腮腺区、下颌下区及颈部手术。

4) 利用头架铺巾法:利用头架铺无菌手术巾在全麻时较常用,此法有利于麻醉师对于气管内插管的监护,防止了麻醉设备对术区的污染。根据需要头架可放在头上或头下。首先在术区两侧平行铺巾搭在头架上,然后在头架及其对侧分别铺巾,以巾钳固定。

5) 洞巾铺巾法:在上述铺巾完成后,取洞巾铺巾,洞巾的要求是洞巾的面积要大于上述各铺法所铺定的无菌区的面积,洞巾的洞要小于等于上述各铺法铺巾后所留下的术区面积。一般门诊小手术不用其他铺巾法,只铺洞巾即可。

2. 练习交叉十字绷带包扎技术 学生两人组。用绷带先由额至枕部环绕一周,继而反折经一侧耳前腮腺区向下,经颌下、颏部至对侧耳后向上,复至同侧耳前;绕下颌下及颏部至对侧耳前,向上经顶部,向下至同侧耳后,再绕下颌下、颏部至对侧耳后。如此反复缠绕,最后再如前作额枕部环绕,以防止绷带滑脱,止端打结或以胶布固定。

3. 基本手术操作

(1) 正确辨认常用手术器械。

(2) 在缝合模型上练习切开、缝合、打结及拆线。

练习间断缝合:间断缝合是口腔外科最常用的缝合方法,缝合时一般进出针点距创口的距离为 3~4mm。

打结有持针器打结和手打结,打结要求速度快、质量好。速度慢延误手术时间,质量不好,结易滑脱,可出现出血或创口裂开等并发症。

【注意事项】

1. 消毒时涂消毒剂不可遗留空白。
2. 包扎绷带应均匀,松紧适度,力求严密、稳定、舒适、清洁、美观。
3. 缝合时注意正确对位,接触良好。
4. 打结方法正确,避免出现假结和滑结。

【结果评定】

1. 评定消毒铺巾的操作情况。
2. 评定包扎技术操作情况。
3. 评定缝合和打结操作情况。

实训二十八 口腔颌面外科麻醉(6学时)

【目的和要求】

1. 能够正确认证常用麻醉药品的种类、浓度和剂量。
2. 掌握常用局麻药物皮试药液的配制及过敏试验(皮试)操作方法。
3. 能够进行表面麻醉、浸润麻醉和常用阻滞麻醉操作。

【实训内容】

1. 认证常用麻醉药品的种类、浓度和剂量。
2. 常用局麻药物、皮试药液的配制及过敏试验(皮试)。
3. 练习表面麻醉、局部浸润麻醉、阻滞麻醉(上牙槽后神经阻滞、下牙槽神经阻滞麻醉、鼻腭神经阻滞麻醉、腭前神经阻滞麻醉)。

【实训用品】

一次性无菌器械盘、无菌棉签、1%碘酊、2%利多卡因、生理盐水、一次性注射器。

【方法和步骤】

1. 观察讨论各种麻醉药品的种类、浓度和剂量。
2. 学生两人一组,练习常用局麻药物皮试药液的配制及过敏试验(皮试)。

将1%利多卡因0.1ml,加生理盐水稀释至1ml,皮内注射0.1ml。20min后,观察局部红晕直径(超过1cm者为阳性)。

3. 学生两人一组,练习表面麻醉、局部浸润麻醉、阻滞麻醉(上牙槽后神经阻滞麻醉、下牙槽神经阻滞麻醉、鼻腭神经阻滞麻醉、腭前神经阻滞麻醉)。

(1)黏膜下、骨膜上局部浸润麻醉:1%~2%利多卡因或碧兰麻(复方盐酸阿替卡因注射剂)。刺入点在患牙唇颊侧的前庭沟黏膜转折处。左手拉开口角,右手执笔式持注射器,针尖斜面对着骨面,刺入黏膜下。先注入少许麻醉药,然后使针在骨膜上滑行到所拔牙的根尖部,注射麻醉药0.5~2ml。若需要麻醉相邻几个牙的区域,不必将针全拔出,只需退针至黏膜下,改变注射方向,即可完成麻醉。

(2)上牙槽后神经阻滞麻醉:一般以上颌第二磨牙远中颊根相对应的口腔前庭沟处为进针点;上颌第二磨牙尚未萌出者,则以第一磨牙的远中颊根相对应的前庭沟处作为进针点;在上颌磨牙已缺失的患者,则以颧牙槽嵴为标志,从其远中的前庭沟处进针。注射时,患者采取坐位,头微后仰,上颌牙𬌗平面与地平面成45°,半张口,术者用口镜将口角向后上方牵开,以显露进针点。注射器与上颌牙的长轴成45°,向上后内方刺入进针点;进针时一边进针,一边把注射器向口角方向牵拉,使针尖沿着上颌结节弧形表面滑动,深约2cm。回抽无血,即可注入麻醉药液1.5~2ml。注意针尖刺入不宜过深,以免刺破上颌结节后方的翼静脉丛引起血肿。

(3)鼻腭神经阻滞麻醉:患者头向后仰,大张口,注射针自腭乳头侧缘刺入黏膜,然后将针牵向中线,使之与中切牙的长轴平行,向后上方推进约0.5cm,可进入切牙孔。该处组织致密,注射麻醉时需要较大压力,一般注入麻醉药0.25~0.5ml。

(4)腭前神经阻滞麻醉:患者头后仰,大张口,上颌牙𬌗平面与地平面成60°角。腭大孔的体表投影在最后磨牙的腭侧龈缘与腭中缝连线的中、外1/3交点上,此处即为进针点。注射器放置在对侧尖牙处,从进针点刺入,触及骨壁后注射麻醉药0.3~0.5ml。

(5)下牙槽神经阻滞麻醉:患者大张口,下颌𬌗平面与地面平行。将注射器放在对侧口角,即第一、二前磨牙区,与中线成45°。注射针应高于下颌牙𬌗面1cm并与之平行。从翼下颌皱襞中点外侧3~4mm处进针,深约2~2.5cm左右,触及骨壁即到达下颌骨内面的下颌神经沟。回抽无血,注射麻醉药2~2.5ml。

【注意事项】

1. 局部麻醉前做好准备工作,预防并发症发生。

2. 严格按照操作步骤进行操作。

3. 操作中注意无菌观念。

【结果评定】

1. 评定麻醉效果。

2. 分析麻醉失败的原因。

实训二十九 牙及牙槽外科(6学时)

【目的和要求】

1. 了解各种拔牙器械种类及使用方法。

2. 能够在教师指导下运用挺拔、钳拔的方法在装有离体牙的模型上练习一般牙齿拔除。

【实训内容】

1. 观察、讨论各种拔牙器械种类,练习使用各种拔牙器械。

2. 在教师指导下运用挺拔、钳拔的方法在装有离体牙的模型上练习一般牙齿拔除。

【实训用品】

各种拔牙挺、拔牙钳、骨凿、木锤、一次性无菌器械盘、牙槽外科手术器械包、装有离体牙的模型。

【方法和步骤】

1. 认识各种拔牙器械 拔牙器械分为主要器械和辅助器械。主要器械包括牙钳和牙挺。

(1)牙钳:由钳柄、关节和钳喙构成。

按钳喙的不同设计可分为前牙钳、前磨牙钳、磨牙钳、第三磨牙钳、根钳和牛角钳。上颌牙钳的钳柄与钳喙成一条直线或平行线;下颌牙钳设计的钳柄与钳喙成接近90°夹角。

(2)牙挺:牙挺由挺柄、挺杆、挺刃三部分组成。根据用途及形状可分为:直挺、弯挺、根尖挺和三角挺。

(3)辅助器械:主要有刮匙、牙龈分离器、手术刀、骨膜剥离子、骨凿、锤子、持针器、止血钳、缝针、缝线等。

2. 一般牙齿拔除技术 在装有离体牙模型上模拟操作。

(1)分离牙龈:牙龈上皮紧密地附着在牙颈部,必须完全分离,否则拔牙时易撕裂牙龈,造成牙龈撕裂伤,导致术后出血和术后疼痛。

(2)挺松患牙:以牙齿近中颊侧牙槽嵴顶为支点,将牙挺凸面放于牙槽嵴顶,凹面放于牙齿近中侧。对于死髓牙、较牢固的牙、冠部有缺损或充填过的牙,应先用牙挺挺松后再用牙钳,否则,易将患牙拔断。

(3)安放拔牙钳:选用正确的拔牙钳,将喙尖靠近颈部以下的牙骨质处夹紧牙体,再一次核对牙位。

(4)拔除患牙:牙钳夹紧牙体后要经过摇动、扭转和牵引等用力方式将牙拔出。注意摇动时尽量向骨质薄弱的方向用力,有利于扩大牙槽窝,而且不宜断根。扭转只适合单根牙且牙根较圆较粗的,如上颌前牙。牵引应与以上两动作相结合,向阻力较小的方向进行。

(5)处理拔牙创:用刮匙搔刮牙槽窝,刮去碎骨片、碎牙片及牙槽窝底的炎性肉芽组织,以免引起术后出血、疼痛、感染等并发症。

(6)拔牙后注意事项:拔牙当日不要刷牙、漱口,以预防出血。当日可进软食,食物不宜过热,避免用拔牙侧咀嚼。拔牙后勿用舌舔、手摸创口,更不宜反复吸吮,以便保护拔牙创内的凝血块,有利于创口的愈合,防止术后出血。

【注意事项】

1. 使用牙挺时注意不能以邻牙为支点,以免挺松邻牙,挺刃的方向要正确,控制用力,手指保护,防止牙挺滑脱。

2. 安放拔牙钳时应注意①正确选用拔牙钳;②正确安放拔牙钳;③钳喙要夹紧牙体,喙尖要靠近颈部以下的牙骨质处;④要检查钳喙在运动中不伤及邻牙;⑤再一次核对牙位,以免拔错。

3. 拔除患牙注意摇动时尽量向骨质薄弱的方向用力,有利于扩大牙槽窝,而且不宜断根。

【结果评定】

1 各种拔牙器械的认识和使用情况。

2. 一般牙齿拔除方法的掌握情况。

实训三十 X线投照技术(6学时)

【目的和要求】

1. 了解口腔颌面放射技术特点及常用X线设备。

2. 学会根尖片、𬌗片、曲面体层摄影片投照技术。

3. 学会读片。

【实训内容】

1. 介绍口腔颌面放射技术特点及常用 X 线设备。

2. 示教根尖片、殆片、曲面体层摄影片投照技术。

3. 学生分组讨论读片。

【实训用品】

根尖片机、曲面断层机、暗室、胶片等。

【方法和步骤】

1. 见习口腔 X 线机的种类、使用及防护。

2. 拍摄根尖片 学生两人一组操作。

（1）患者体位：患者端坐，枕部稳靠头托，矢状面与地平面垂直。投照上颌后牙时，听鼻线与地面平行；投照下颌后牙时，听口线与地面平行。投照上颌或下颌前牙时，上颌或下颌前牙唇面与地面垂直。

（2）胶片放置：胶片置于口内，其感光面紧靠受检牙的舌（腭）面，投照前牙时，胶片竖放，边缘超出切缘约 7mm；投照后牙时，胶片横放，边缘超出殆面约 10mm。嘱患者用手固定好胶片。

（3）X 线中心线角度：X 线的中心线与牙长轴和胶片之间的假想角分线垂直。以确保所成的影像与牙实际大小一致。

（4）X 线中心线在体表的位置：

1）投照上颌牙时，以外耳道口上缘至鼻尖连线为假想线：投照上颌中切牙时通过鼻尖；投照上颌一侧中切牙和侧切牙时，通过鼻尖与投照侧鼻翼之连线中点；投照上颌尖牙时，通过投照侧鼻翼；投照上颌前磨牙及第一磨牙时，通过投照侧自瞳孔向下的垂直线与外耳道口上缘和鼻尖连线的交点，即颧骨前方；投照上颌第二及第三磨牙时，通过投照侧自外眦向下的垂线与外耳道口上缘和鼻尖连线的交点，即颧骨下缘。

2）投照下颌牙时，X 线中心线均在沿下颌骨下缘上 1cm 假想线上，对准受检牙的部位射入。

（5）X 线投照角度和曝光时间：投照上颌牙时，X 线向足侧倾斜，称为"正角度"，以（+）表示。投照下颌牙时，X 线向头侧倾斜，称为"负角度"，以（-）表示。上下颌牙各部位的 X 线投照角度和曝光时间见表 1-2。

表 1-2 投照上下颌牙各部位 X 线倾斜角度

投照区	X 线倾斜方向	X 线管倾斜角度	曝光时间（秒）	
			成人	儿童
12112122	向足侧倾斜	+42	1.0	0.8
1323	向足侧倾斜	+45	1.2	0.6
15142425	向足侧倾斜	+30	1.5	1.2
181716262728	向足侧倾斜	+28	2.0	1.5
32314142	向头侧倾斜	-20	1.0	0.5
3343	向头侧倾斜	-20	1.2	0.6
35344445	向头侧倾斜	-10	1.2	1.0
383736464748	向头侧倾斜	-5	1.5	1.0

3. 拍摄曲面断层片（示教）。

4. 读片，X 线报告单的书写。

【注意事项】

1. 注意遵守防护规则。

2. 注意按要求使用仪器设备。

3. 放好胶片后用手指固定胶片时,尽量避免使胶片弯曲,影响真实性。

【结果评定】

1. 评定学生根尖片、𬌗片、曲面体层摄影片投照技术的掌握情况。

2. 评定学生读片情况。

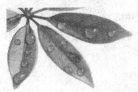

第二篇 固定修复实训

实训一 26铸造金属全冠可卸式模型的制作(4学时)

【目的和要求】

1. 掌握可卸式模型的制作方法和步骤。
2. 掌握可卸式石膏代型的修整方法。

【实训内容】

在石膏牙列模型上制作可卸式模型,并进行可卸式石膏代型的修整。

【实训用品】

1. 实训器械 模型修整机、技工打磨机、激光打孔机振荡器、"U"型石膏分离锯、橡皮碗、成品橡皮底座、石膏调刀、蜡刀、铅笔、殆架等。

2. 实训材料 26铸造全冠牙列模型、金属固位钉、502胶、分离剂、硬质石膏、长柄球钻、间隙涂料等。

【方法和步骤】

1. 可卸式模型的制作 可卸式模型(图2-1)是指将需要制作熔模(蜡型)的预备牙模型能从整体的牙列模型上分离取下的模型。利用可卸式模型制作熔模视野清楚,操作方便,能较好地恢复邻接关系及龈缘密合度,同时避免了由同一印模在两次灌注时的变形,或从不同印模灌注的工作模型上制备牙的模型和代型的大小不一致。

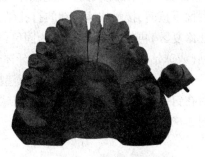

图2-1 可卸式模型

制作可卸式模型的方法有多种,如工作模型打孔加钉技术、分段牙列模型技术、灌注工作模型直接加钉技术、Di-Lok牙托技术等。现常用的方法是工作模型打孔加钉技术。

工作模型打孔加钉技术操作流程见(图2-2)。

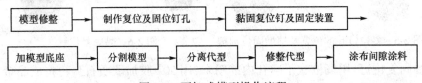

模型修整 → 制作复位及固位钉孔 → 黏固复位钉及固定装置 →

加模型底座 → 分割模型 → 分离代型 → 修整代型 → 涂布间隙涂料

图2-2 可卸式模型操作流程

具体方法如下:

(1) 在模型修整机上修整牙列模型:首先磨平石膏模型底座,使之与殆平面平行,同时调磨模型厚度,使模型底部距需制作可卸式代型的预备牙颈缘 7~8mm。然后依照牙列形态用石膏锯粗略锯除内侧的多余部分,再用模型舌侧内磨机(图 2-3)或砂石精修,使其形成一与成品橡胶底座吻合的马蹄形模型(图 2-4)。

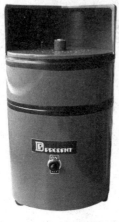
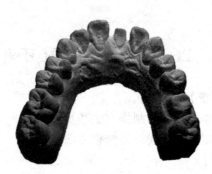

图 2-3　模型舌侧内磨机　　　　图 2-4　修整模型形成马蹄形

(2)确定复位钉的位置:用铅笔在模型上的 26 及其邻牙的颊、舌侧画出各自的牙体长轴线,并延伸到模型基底面,再将同一牙的两条线在基底面上相连,其连线中点部位即为该牙安放复位钉的位置。

(3)激光打孔机打孔:打开激光打孔机电源开关,将工作模型置于机器平台上,把复位钉所在的位置对准定位灯(或定位钉),两手紧握工作模型,并将工作平台向下按,模型在随工作台面下按时,接触快速转动的打孔钻,形成所需的孔,孔深 5mm。然后在所需固钉的部位(即非修复区)再打若干个孔,此为固位钉孔。如果没有激光打孔机,可在直机头上安装 500 号裂钻(或球钻)打孔,注意方向应与牙体长轴一致,深度为 5mm,不可过深,以免造成模型穿孔。

(4)形成辅助固位沟槽:在模型底面以复位钉孔为中心,四周做"十"字形辅助沟槽,同时在钉孔唇、舌侧的模型底面上用球钻磨出复位标记,其他余留牙底面做固位沟槽(图 2-5、图 2-6)。

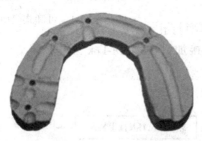
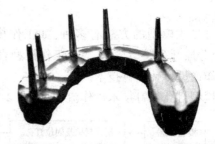

图 2-5　复位钉孔的位置及辅助固位沟槽　　　　图 2-6　黏固复位钉

(5)黏固复位钉:用气枪吹干净孔内的粉末,用 502 胶加硬质石膏粉将成品金属钉黏固于孔内,待其硬固后,将模型浸入肥皂水中 3~5 分钟。

(6)加模型底座:调拌适量硬质石膏,先在钉子周围涂少量石膏,再将余下石膏在振荡器的震荡下注入成品橡皮底座中,注意在此过程中要排除石膏中的气泡,然后将模型压入橡皮底座,使金属复位钉接触其最底部。

（7）分割模型：待底座内石膏完全凝固后，脱出石膏模型，用"U"形石膏分离锯分别沿预备牙近远中邻面与预备牙长轴平行向龈方垂直锯至两层石膏的交接线。

（8）分离代型：用蜡刀去除模型底面复位钉上附着的石膏材料，暴露复位钉末端并施压，将各分段部分连同复位钉从模型上取下，用气枪吹净附着的石膏粉，然后按原位复位。

2. 修整可卸代型　通常切割后的代型周围留有牙龈组织，在此状态下牙龈组织不仅影响蜡型的制作，还使边缘线暴露不彻底，影响修复体的精度和密合性。因此，必须修整代型的多余部分，完全显示出准确的预备体边缘形态。另外，由于边缘线的重要性和技术要求，临床上，所有相关操作都必须在至少 2～4 倍的放大镜下完成。

（1）从模型上取下可卸代型，用气枪吹净代型及工作模型上附着的石膏粉，填补倒凹及代型缺损的部位，用锐利的蜡刀修去预备牙代型游离龈部的石膏，并对代型的颈缘作适当的延长，暴露龈沟底。

（2）用削尖的铅笔画出颈缘线，在距颈缘线 0.5mm 以下、宽 3mm 的范围内，用技工打磨机夹持大球钻修磨成凹面，形成清晰的牙颈缘，便于制作熔模的颈缘形态（图 2-7）。

（3）涂布间隙涂料：在代型表面涂一层间隙涂料的目的是补偿铸造合金的凝固收缩，利于修复体完成后能顺利就位，同时给黏固剂预留一定间隙，使修复体黏固后不至于升高咬合。

将间隙涂料瓶摇匀，用小毛笔蘸取少量涂料，从代型的颈缘开始向𬌗面方向均匀涂布一层，四周涂布完后，𬌗面再按一个方向涂布，使得整个牙冠表面涂上一层光滑、完整、均匀的间隙涂料，厚度约 20～30μm。代型颈缘线 0.5～1.0mm 以内不得涂布间隙涂料，以保证固位修复体边缘的密合性。

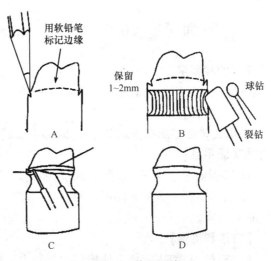

图 2-7　修整颈缘

（4）待间隙涂料干燥后，将可卸代型准确复位（图 2-8）。

3. 上𬌗架　根据咬合记录上𬌗架。

【注意事项】

1. 在模型修整机上修整石膏模型时，切勿伤及牙列部分。

2. 复位钉孔需位于预备牙近远中径和颊舌侧径的中心点。

3. 加模型底座时，需确保可卸部分的底部与橡胶底座石膏之间密合，无气泡存在。

4. 分割模型时，模型不可太湿，以免黏锯，锯缝尽量窄，要选用薄而锐利的锯片，且

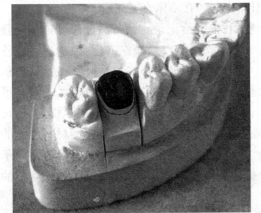

图 2-8　代型复位

操作时与牙长轴平行,不得伤及预备牙和邻牙。

5. 代型修整时,不得破坏代型牙冠原有解剖形态。

6. 涂布间隙涂料过程中,切忌反复涂擦,以免间隙膜厚薄不均或留下明显的刷印,影响修复体的就位。一般涂布两次即可获得理想厚度,如果涂布较稠,也可涂布一次。

【结果评定】

1. 模型修整情况。

2. 复位钉孔定位情况。

3. 激光打孔机打孔及辅助固位沟槽制作情况。

4. 复位钉黏固及加模型底座情况。

5. 分割模型及代型修整情况。

6. 涂布间隙涂料情况。

实训二 26 铸造金属全冠的蜡型制作(4 学时)

【目的和要求】

掌握间接法制作铸造金属全冠蜡型的步骤和操作方法。

【实训内容】

采用浸蜡法和滴蜡法雕刻完成 26 铸造金属全冠的蜡型。

【实训用品】

1. 实训器械 雕刻刀、蜡刀、探针、酒精灯、熔蜡器等。

2. 实训材料 表面封闭硬化剂、间隙涂料、分离剂、嵌体蜡、浸蜡、颈缘蜡、咬合纸、小毛刷、尼龙布等。

【方法和步骤】

1. 方法 口腔固定修复体蜡型的制作方法有直接法、间接法、直接间接法。

(1)直接法:直接法制作蜡型是在患者口腔内预备好的患牙或基牙上直接用软化的蜡制作蜡型的方法。其优点是省去了取模、灌注工作模型、制作可卸代型等操作步骤,既节约材料、降低成本,又避免了因这些操作带来材料性、技术性误差对铸件精确度的影响,确保熔模准确。缺点是在患者口腔内操作,就诊时间延长,给患者造成不适,技术操作难度较大。直接法制取熔模适用于嵌体及桩核等的制作,由医师在临床直接完成。

(2)间接法:间接法即通过取模、灌注工作模型,根据殆记录将预备后的患牙或基牙及位置关系转移到口外,然后在模型上制作蜡型的方法。其优点是操作方便,减少患者就诊时间和不适感,技术操作难度相对直接法减低,便于建立正确的邻接关系,便于边缘修整。即使铸造失败,也不需要患者再次就诊,可在模型上重新制作熔模。铸件完成后,还可在可卸式模型上试殆、磨光。缺点是增加了取模、制备工作模型的中间环节,使成本提高,还可能因为材料及技术操作引起误差,使熔模的精确度受到影响。随着印模及模型材料性能的提高,只要操作者能正确操作,间接法完全能制作高质量的熔模。间接法制作熔模适用于各类修复体。是目前制作熔模的主要方法。根据所用熔模材料的不同,间接法制作熔模的方法主要有:

1)滴蜡法:将蜡刀或雕刻刀烧热,先取少量软蜡(衬里蜡)在代型轴面和殆面均匀滴加一薄层,然后再取铸造蜡逐渐滴加于代型上,再根据与对颌牙及邻牙的关系恢复殆面形态及邻接关系。适用于全冠和部分冠蜡型的制作。

2）回切法（也称开窗法）：即根据与对颌牙的咬合关系，首先用蜡恢复牙冠的解剖外形，然后按照金属基底修复体的要求，再切除相当于瓷层厚度的蜡，最后完成蜡型制作。主要用于金属烤瓷冠桥金属基底熔模的制作。

3）逐步压贴法（流压技术）：流压技术是堆塑蜡型常用的方法，该法一般用于嵌体和部分冠的制作。小的预备洞型，首先将熔融的蜡过度充盈洞型，待表面凝固后，用手指加压并保持一分钟。至于大的预备洞型，应分次加蜡直至充盈。在加蜡的过程中，蜡必须足够烫并与已加蜡完全熔融，否则容易产生气泡和裂隙。另外，加蜡时必须保持每次蜡液的温度一致。

4）浸蜡法：将代型冠部在蜡液快速浸渍，然后缓慢而均匀取出，在代型尖端退出蜡池之前稍做停顿，让多余的蜡滴走，使代型表面形成一层薄而均匀的蜡模，不足处追加铸造蜡，按要求完成蜡模外形。该法通常仅适用于全冠的蜡型制作。

（3）直接间接法：此法是间接法和直接法的综合运用。即利用间接法制取熔模，然后在口内试验熔模，以检查熔模与患牙或基牙的密合度、边缘准确性、咬合及邻接关系等是否良好，不足之处加以修改，使之完全适合。此方法的优点是可以及时发现熔模的不足之处，避免不必要的浪费；缺点是增加患者就诊次数和中间环节，给操作带来不便。一般间接直接法的熔模多采用树脂制作，由于其强度大，在口内试验时不会发生变形，便于取戴。对于较复杂的固定修复体熔模，可适当采取此法制作。

2. 熔模制作时常见的问题及预防

（1）边缘不密合：是指制作好的熔模边缘与患牙或基牙间有空隙。造成的主要原因有：①蜡冷凝收缩；②采用不合理的表面修饰处理方法（如用喷灯喷光）；③取出熔模时用力不当破坏边缘；④取出熔模后未及时包埋；⑤熔模边缘过薄，取出后变形。

预防措施：①在对颈缘上蜡时，注意掌握好熔化蜡的温度，不宜过高，以恰融为佳，边加蜡边用手指施加压力于蜡的表面，以抵抗蜡的收缩；②制作熔模时，适当延长颈缘，待蜡完全冷却后，用蜡刀修整，去除多余的蜡；③在对蜡熔模表面处理时，应用尼龙布或绸布，勿用喷灯喷光；④取出熔模时，一定待蜡完全冷却后，再按照就位道相反方向轻轻取下，并及时包埋；⑤边缘应尽可能使用收缩小的颈缘蜡，并有一定的厚度，达到铸造要求。

（2）边缘过长或过短：主要是由于加蜡后修整不正确所致。因此，修整代型颈缘时一定要准确，并用铅笔标记清楚，并涂上表面封闭硬化剂。

（3）轴面突度不当：主要是由于未掌握好牙体的解剖特点造成的。为了能形成较理想的轴面突度，制作时用手指从轴面的殆方轻轻向龈方滑动时，感到无任何突起的障碍，手指能平缓地滑动到牙槽嵴上，即为适宜。如牙冠较长时，其突度应适当减小。

（4）组织面不平滑：是指制作好的熔模组织面有一些条纹状的缺陷。主要是由于在基牙或患牙的表面滴加熔蜡时，后一滴蜡珠与前一滴蜡珠未完全融合所至；当分离剂涂布过多，未被石膏代型完全吸收之前制作熔模也会发生此情况。因此，在制作熔模时，注意处理好以上两个方面，就能避免这种缺陷的产生。

（5）桥熔模翘动：是指将取出后的固定桥熔模放回模型上时出现两端翘动。其主要是由于用热蜡刀熔合桥体与固位体时蜡收缩变形所致。预防措施：①控制蜡刀的热度；②当将桥体与固位体熔后成一体时，即用手指将桥体、固位体从殆方压住，直至蜡完全冷却，收缩应力在手指控制的状态下完全释放，避免桥熔模翘动。

3. 本次实训以间接法中的浸蜡法和滴蜡法为例制作铸造金属全冠 26 的蜡型,操作步骤如下。

(1) 代型处理:包括在代型表面涂布表面封闭硬化剂、间隙涂料、分离剂。

1)涂布表面封闭硬化剂:将上次实验制备好的 26 铸造金属全冠代型上涂布表面封闭硬化剂,以保护石膏代型在操作过程中不被损坏。

2)涂布间隙涂料:为了使修复体完全就位,预备牙面和修复体组织面之间要预留一定的黏结间隙,获得黏结间隙最常用的方法就是在代型上涂布一层间隙涂料。为了保证修复体边缘的密合性,在靠近颈缘处要预留出约 1mm 的未涂区域。因此,涂好表面封闭剂后,稍后再按要求涂间隙涂料。

3)涂布分离剂:为了方便蜡型和代型间的分离,使制作完成的蜡型能顺利从代型上取下,间隙涂料干固后,还要涂一层分离剂。涂布分离剂时要均匀一致,厚度尽量薄。注意涂布时既要涂布预备牙代型牙冠表面,又要涂布相邻牙及对颌牙表面。

(2) 雕刻蜡型

1)浸蜡:将干净的蜡在熔蜡器里熔融,蜡必须缓慢均匀地融化,避免因温度过高引起冒烟或燃烧,将代型冠部在蜡液快速旋转浸渍,直到颈部解剖边缘线浸入其中。然后将代型以同样的旋转方式缓慢而均匀取出,在代型尖端退出蜡池之前稍作停顿,让多余的蜡滴走,使代型表面形成一层薄而均匀的蜡模,取出代型使蜡型稍冷,然后迅速将代型再次浸入蜡液里,重复上述的操作,直至形成需要厚度的蜡层,不足之处可以滴加铸造蜡,按要求完成蜡模外形。铸造金属全冠厚度约 0.35mm 左右。需要注意的是首次浸蜡时速度稍慢些,可以使蜡完全覆盖预备牙面。但后面的操作要尽可能的快,防止代型上已经覆盖的蜡变软融化。

2)加蜡雕刻:①形成牙尖:将蜡刀、探针加热后,取蜡液滴加在代型的牙尖区域,形成牙尖蜡核,并通过咬合调整至适当高度。堆尖的顺序是:近中颊尖、远中颊尖、近中舌尖、远中舌尖。②堆筑边缘嵴:从近中颊尖的近中牙尖嵴开始加蜡,然后依次形成近中、舌侧、远中、远中颊侧边缘,最终与起点会合,并修整完成其外形。③邻面加蜡:在邻面加蜡建立良好的接触关系,远中邻接点为凸起状,近中接触点为凹状,并用咬合纸来检查接触点。④颊舌面加蜡:先加蜡形成颊舌面的轴嵴,再加蜡恢复牙冠的外形高点、突度和牙冠轴面长度,注意控制好牙冠外形的大小,仔细形成颊舌沟及颊舌外展隙,避免蜡型局部过薄。⑤𬌗面三角嵴、斜嵴及窝沟点隙的形成:一边加蜡形成三角嵴、斜嵴,一边通过咬合纸检查咬合,去除嵴面的早接触点,使𬌗面有广泛的接触,修整其外形。然后再仔细形成𬌗面窝沟点隙。⑥颈部加蜡:先用蜡刀去除多余的浸蜡,再沿牙冠颈缘将已形成的蜡切去 1~2mm,重新加专用颈缘蜡液充满代型颈部,并延长 0.5~1mm。待蜡冷却后用雕刀修去多余的部分,并修整合适。颈缘修整时,最好用钝头的雕刻器,这样修出的颈缘清晰明确,而且不易损伤代型,注意:如果颈缘变形,至少要回切 2mm,重塑颈缘。⑦修整和抛光熔模:用毛刷清洁𬌗面后,再用尼龙布缠在拇指上,轻轻用力由𬌗方向颈方摩擦,使轴面更加平滑、颈缘更加密贴。⑧再次确认咬合关系。

(3) 完成:待蜡型冷却、固形后,用手轻轻将蜡型从代型上取下,检查蜡型的完整性、密合性,确认蜡型合适后,再将蜡型回复到代型上。最后可用小棉球蘸水加热后,轻轻擦拭蜡型𬌗面、轴面、邻面,使其表面光洁、平滑一致。至此完成蜡型制作。

【注意事项】

1. 临床实际应用为了保证蜡型的质量,必须采用铸造专用蜡,并且不能受污染。

2. 要注意合理选择加蜡的器械和加蜡的方法,浸蜡、滴蜡雕刻的手法和顺序及要求。

3. 在对颈缘上蜡时,注意掌握好熔化蜡的温度,不宜过高,以恰融为佳,边加蜡边用手指施加压力于蜡的表面,以抵抗蜡的收缩。制作熔模时,适当延长颈缘,待蜡完全冷却后,用蜡刀修整,去除多余的蜡。

4. 熔模应有一定的厚度,避免局部过薄或出现菲边,以免冷凝后收缩不一致导致熔模变形或造成铸造不全。

5. 在对蜡熔模表面处理时,应用尼龙布或绸布,勿用喷灯喷光。

6. 雕刻完成的蜡型一定要与预备牙冠密贴、光滑无缺陷。要求蜡型能够恢复患牙正确的解剖外形、良好的邻接关系及咬合关系、正确的邻间隙及颊、舌、𬌗外展隙。

【结果评定】

1. 代型处理情况。

2. 浸蜡情况。

3. 牙尖、𬌗面窝沟及与邻接关系的雕刻情况。

4. 26 与对颌咬合情况。

5. 蜡型厚度是否均匀、蜡型表面光洁度情况。

实训三　26 铸造金属全冠蜡型安插铸道及包埋技术(2 学时)

【目的和要求】

1. 掌握蜡型安插铸道的要求和方法。

2. 掌握清洗蜡型、选择铸圈的方法。

3. 掌握蜡型包埋的方法。

【实训内容】

1. 26 全冠蜡型安插上铸道。

2. 磷酸盐包埋料包埋 26 全冠蜡型。

【实训用品】

1. 实训器械　酒精灯、蜡刀、铸造圈、底座、石膏调刀、天平、橡皮碗、小排笔、气枪等。

2. 实训材料　铸造蜡条、75% 乙醇溶液、石棉纸、肥皂水、火柴、磷酸盐包埋料等。

【方法和步骤】

蜡型完成后,需在熔模上连接一根或几根铸道,然后包埋形成铸型。铸道即是对铸型加热后使熔模流出、挥发以及铸造时熔化的合金进入铸模腔的通道。铸道形成的质量关系到铸造的成败,铸道还可用来帮助将熔模从患牙或基牙上取出。

1. 铸道的类型　①蜡线:用成品蜡线直接与熔模相连。②塑料棒:用成品塑料棒直接与熔模相连。③金属丝:用直径较粗的金属丝在其表面涂布一层蜡作为铸道。使用金属丝作为铸道时,需在铸型烘烤时,焙烧之前取出,以利于熔模燃料的外流。

2. 设置铸道的原则　①铸道宜少不宜多,宜粗不宜细,并利于熔模材料熔化外流、燃烧及挥发。②便于液态合金快速充满型腔,并具有补偿合金凝固收缩的作用,保证铸件完整、无缺陷。③不能引起铸件变形,不影响铸件的精度。④不使液态合金产生涡流、紊流及倒流现象。⑤便于切割，不破坏熔模的整体外形。⑥应尽可能使熔模位于铸圈的上 2/5 部位，避开热中心区。⑦使熔模位于离心力最佳夹角，不能形成死角。

3. 安插铸道的注意事项 ①不能破坏咬合面的形态及邻接关系。②铸道应安插在熔模最厚处。③铸道的直径、长度应适宜。④铸道与熔模的连接处光滑、牢固，不能在连接处形成颈瓶，以防湍流的发生。

4. 安插铸道的方法

（1）操作方法：一般取圆柱形蜡线，用加热后的滴蜡器将其一端稍加熔化，直接与嵌体、冠熔模接成一体，使蜡线与熔模之间无任何间隙，同时又不变粗，以防止产生铸造缺隙。

（2）铸道的位置

嵌体铸道的位置：单面嵌体的铸道应安插在蜡型中央；双面嵌体的铸道应安插在邻殆嵴处；三面嵌体的铸道应安插在对称的边缘上；殆面较薄处不宜安插铸道，否则易引铸造不全。

冠铸道的位置：上颌单冠铸道安插在颊侧的近中或远中与殆面交界的最厚部位；下颌单冠铸道多安插在舌侧的近中或远中与殆面交界的最厚部位；如果是多个单冠安插在同一成形座上，应设置一个直径粗大的横铸道，将各个单冠分别以分铸道安插于横铸道上，再通过总铸道接于铸道口处。

（3）铸道的直径：一般选用直径 2.0 ～ 2.5mm 蜡线做铸道，对于小铸件，蜡线可适当细一些，但直径不应小于 1.7mm；而对于大铸件，应选用较粗的蜡线，但直径一般不超过3.5mm；如熔模体积较大，应在铸道距熔模约 1.5 ～ 2.0mm 处形成一个球形的储金球（也叫储金池），其位置应在铸圈热中心区，用以补偿铸件收缩，防止铸造不全，球的直径应是铸道直径的两倍以上，并大于熔模最厚处（图 2-9、图 2-10）

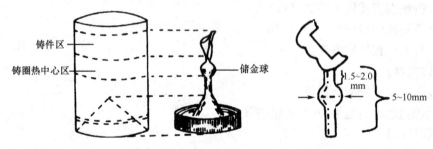

图 2-9 储金球、铸件与铸圈的位置关系   图 2-10 储金球的设置

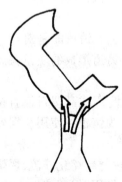

图 2-11 铸金流入的方向

（4）铸道的长度：铸道的长度一般根据熔模的位置确定，原则是能使熔模处于铸圈上 2/5，避开热中心；同时不宜过长，保证液态合金以最快速度流入铸型腔内，一般 5 ～ 10mm（图 2-9、图 2-10）。

（5）铸道的安插角度：铸道与熔模形成的角度尽量大于 90°（图2-11），形成平滑的流入口，便于液态合金流入模腔中各个方向。避免形成小角度而使金属液体回流，造成型腔被冲压破坏，或因离心力不足导致铸造失败。

5. 清洗熔模 为了去除熔模表面的污物及脂类，提高熔模表面对包埋料的吸附力及润滑性，降低熔模表面张力，形成精确的铸型，在包埋前需要对固定在成型座上的熔模进行清洗。清洗熔模可用毛笔蘸肥皂水和 70% 乙醇溶液对熔模表面反复擦洗,最后用清水冲净气枪吹干,即可进行包埋。

6. 包埋　包埋就是用特定的包埋料,调拌成糊状,包裹在熔模表面并形成铸模的过程。熔模固定在成型座上后,应立即包埋,以防熔模久置而出现变形。

（1）选择铸圈:铸圈是形成铸型,盛放包埋材的容器,又称铸型成型器,有大小不等的各型号,对应不同大小、数量的熔模。国产铸造机对应的铸圈一般为 65 ~ 70mm。选择铸圈时,要求内盛的包埋料能达到一定的厚度,应使熔模位于铸圈的上 2/5,距铸圈顶 3.5 ~ 6.0mm,距铸圈内壁至少 3.0 ~ 5.0mm。过厚会影响铸模的透气性,过薄则不能抵抗铸造时金属液的冲击力。

选择合适大小的铸圈,使铸圈内壁距蜡型至少 3mm 以上。为了缓冲铸圈对包埋材料膨胀的限制,要在铸圈的内壁衬厚约为 1.5mm 的湿石棉纸,衬垫时要求在铸圈的上下端形成 3.0 ~ 5.0mm 空白区,包埋料在此部位与铸圈直接接触,防止铸型从铸圈中脱出(图 2-12)。

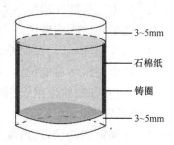

图 2-12　石绵纸在铸圈中的位置

（2）包埋:由于铸造所用的金属不同,所以熔化温度也相差很多。另外为了补偿金属的熔铸收缩,常利用包埋材料的凝固膨胀、吸水膨胀和温度膨胀。因此,选择包埋材料时,必须选择与所使用金属的熔化温度和凝固收缩率相适应的包埋材料。目前临床常用的包埋材料包括中熔合金包埋材和高熔合金包埋材、钛合金包埋材料及铸造陶瓷包埋材。

本次实训所用包埋材料为磷酸盐,调和液采用硅溶胶。这类材料耐高温、高压,具有良好的膨胀性,能补偿合金铸造的收缩,适用于铸造熔化温度 1100℃ 以上的高熔合金。

26 铸造金属全冠蜡型安插铸道及包埋技术具体操作步骤如下。

1. 安插铸道

（1）将直径为 2.0 ~ 2.5mm 的一段圆柱状蜡线,烫软化一头固定在 26 全冠蜡型近中颊尖颊面邻面相交的最厚部位,使蜡线与蜡型相交各个角度都大于 90°。注意蜡线与蜡型之间无任何间隙,同时又不变粗,以防止产生铸造缺隙。

（2）在距蜡型 1.5 ~ 2.0mm 处的铸道上加一圈蜡,形成直径为蜡线直径两倍左右的圆蜡球,作为储金球,其位置在铸圈热中心区,用以补偿铸件收缩,防止铸造不全,球的直径应是铸道直径的两倍以上,并大于熔模最厚处。

（3）将可卸代型连同蜡型一起从工作模型上取下,并在蜡型近远中邻面加一薄层蜡,以免邻接过松。

（4）固定蜡型:将蜡型小心从可卸代型上取下。修整铸道长度,使熔模位于铸圈的上 2/5 处,用蜡把带铸道蜡型固定在与铸圈配套的成型座上,注意铸道应与底座交角在 45° 区域内,尽可能与底座垂直,便于取得最大铸造离心力。

2. 清洗熔模　用小排笔先后蘸肥皂水和 75% 的乙醇溶液仔细涂刷蜡型表面,以去除油垢等杂质和降低蜡型表面张力,然后用清水洗净并用气枪吹干。

3. 选择铸圈　选择合适大小的铸圈,使铸圈内壁距蜡型至少 3mm 以上。在铸圈内壁衬厚约为 1.5mm 的湿石棉纸,上下留 3 ~ 5mm 空白区。

4. 包埋

（1）在干净的橡皮碗内按配比先放入调拌液,再放磷酸盐包埋料,先手动用调拌刀顺同一方向拌匀后,盖好密封盖,再置于真空搅拌机上调和约 60 秒,放气后取下,注意应先抽净真空再按搅拌按钮。

(2) 用小排笔蘸包埋料先在蜡型的表面及冠组织面涂抹一层,罩上铸圈,在振荡器的振荡下,将包埋料顺着侧壁注入铸圈,直至注满。

5. 保存 将包埋好的铸圈标注记号及预估的合金数目,然后置于干燥通风处,待硬固后铸造。

【注意事项】

1. 蜡型完成后,应尽快安插铸道并包埋,以防变形。
2. 铸道应安插在蜡型最大最厚的光滑处,铸道与熔模相交各个角度均应为钝角。
3. 蜡型距铸圈内壁至少 3mm。过厚或过薄均会影响铸造效果。
4. 调拌包埋料时,要保持调拌器械清洁,以免混入杂质。
5. 铸道熔模尽可能位于离心力方向 45°夹角的区域内,便于取得最大离心力。
6. 在包埋时,蜡型组织面及殆面点隙处勿形成气泡,应排除气泡后再涂布。

【结果评定】

1. 安插铸道的位置、角度及铸道的长度。
2. 熔模清洗情况。
3. 铸圈选择情况
4. 包埋情况。

实训四 26 铸造金属全冠的烘烤、焙烧、熔铸(4 学时)

【目的和要求】

1. 掌握高熔合金烘烤与焙烧的方法。
2. 掌握高熔合金的铸造时机。
3. 了解高熔合金离心铸造的方法。

【实训内容】

用离心铸造机或高频离心铸造机对包埋好的铸圈进行铸造。

【实训用品】

1. 实训器械 箱式电阻炉、高频离心铸造机、长柄钳、天平、雕刀等。

2. 实训材料 镍铬合金、坩埚等。

【方法和步骤】

1. 烘烤及焙烧 烘烤与焙烧是一个连续加温的过程的两个阶段,当包埋材凝固后,为使水分蒸发和熔模挥发,需进行低温烘烤缓慢升温。经过烘烤后,熔模大部分会熔化外流、燃烧和挥发,但少部分熔模材料会浸入包埋料中,需继续升高温度,使熔模去尽,即进行焙烧。焙烧是在烘烤后将铸型继续加热升温的过程,其目的是为了减少铸型与合金液的温差,并且使包埋料烧结成一整体以提高铸型的抗冲击力。

(1) 烘烤

目的:通过缓慢的升温烘烤,使包埋料中的水分均匀蒸发;使熔模材料熔化外流、燃烧及挥发,并彻底去尽;使铸型获得一定量的热膨胀。

方法:包埋料凝固后,将底座从铸型上取下,去除铸造口的多余包埋料。然后将铸圈浇注口向下置于茂福炉中,按包埋材说明书的规定调整烘烤的升温速率和最高温度。一般来讲,铸型的烘烤应逐渐升温,从室温升温到350℃,升温时间不短于60分钟。到350℃后,应维持30分钟,以利于水分蒸发和热膨胀;若铸型包埋后放置时间不足2小时,则需适当延长升温时间和维持时间。

注意事项:①铸型与铸型之间应留有适当的空隙,以利于热空气的对流。由于烤箱门附近温度较低,铸型应尽可能靠茂福炉深部放置。若一次烘烤和焙烧的铸型较多,应将直径较粗的铸型放在最内侧,直径较细的放在外侧。②烘烤时,应使铸道口向下,以利于熔化的熔模料外流;但焙烧时铸道口应改向上,以利于熔模料的气化和挥发。③升温不能过快,若升温速度过快,易使包埋料中水分快速蒸发,导致铸型爆裂。④若铸道内插有金属丝,在烘烤至100℃时,用技工钳把金属丝抽出。

(2) 焙烧

目的:焙烧是在烘烤后将铸型继续加热升温的过程,其目的是为了减少铸型与合金液的温差,并且使包埋料烧结成一整体以提高铸型的抗冲击力。

方法:烘烤完成后,将铸圈翻转,使浇注口向上,调整电烤箱升温数值。一般石膏系包埋料要从350℃升温到700℃,时间不少于60分钟;磷酸盐包埋料从350℃升温至800～850℃和正硅酸乙酯从350℃升温至850～920℃的时间不少于90分钟。达到规定温度后仍需维持30分钟后方可进行铸造。

注意事项:①铸型烘烤焙烧达到规定的温度和时间,应及时完成铸造。如果铸圈冷却后再加热至铸造温度,就会使包埋料的强度和膨胀量下降,导致铸造失败。②如果烘烤箱没有温度显示,可通过观察铸模腔的颜色来判断温度。一般700℃时颜色呈樱桃红色,850℃为淡红色,900℃为橘黄色,950～1000℃为黄色,1000℃以上呈浅亮黄色。其中中熔合金在700℃樱桃红,高熔合金在900℃橘黄色时为最佳铸造时机。③连续铸造多个时,从电烤箱中取铸型应迅速,减少开启箱门的次数,避免炉膛温度降低过多。

2. 熔化合金及铸造　铸造是指将合金熔化成液态并通过一定压力注入铸型腔内形成铸件的过程。包括熔化合金和浇注两步骤。

(1) 熔化合金的环境:熔化合金可在大气下进行,但是易被氧化。为防止熔融的合金被氧化,目前普遍采用注入氩气、氮气等惰性气体或真空环境等保护措施,来保证熔金的质量。

(2) 坩埚的要求:熔解不同类型的合金时,坩埚不能混用,防止合金相互污染。目前广泛应用的坩埚有:氧化铝坩埚,主要用于熔化非贵金属;石墨坩埚,由于其密度高,被熔合金不会产生损耗,主要用于熔化贵金属或钛合金;铜坩埚,具有不污染被熔合金,不与金属发生反应等优点,多用于电弧熔化方式的铸钛机;新型的坩埚如陶瓷坩埚,其结构致密、强度高,使用寿命较长,可广泛应用于中高熔合金的熔解,但价格较贵。铸造前应事先对坩埚进行预热,这样既可缩短合金熔解时间,减少氧化,又可防止坩埚在高温熔铸时烧破。

(3) 合金使用量的计算:一般情况下,合金的投入量应略大于铸件加铸道所用的合金量,这样既可保证有足够的熔液压力使铸件铸全,又不浪费合金,所以应根据熔模的面积大小、厚薄、铸道的直径、数量以及竖立铸道的形式等方面综合考虑。常用的计算方法有比重计算法、估算法、体积计算法等。

(4) 合金的摆放:合金在坩埚内摆放应注意正确方法,要求合金块之间接触紧密无间隙。使用块状合金时可采用叠放法摆成一摞;若使用柱状合金,可垂直摆放,但要紧密接触。

(5) 合金的熔解及铸造温度:由于合金中各种金属成分的熔点不一样,所以,合金从开始熔化到完全熔化有一个温差范围。因此,要求熔解合金的温度应在原熔解温度上增加50~150℃,以增加合金的流动性,但过高的熔解温度会造成合金中某些元素烧损,增加铸件成孔性。在实际操作时,可通过观察合金的颜色和流动性判定(表2-1),切勿熔化不全或过度熔化。

表 2-1 不同合金熔解铸造的最佳时机

铸造合金	铸造的最佳时机
锡锑合金	熔化成灰色并随火焰燃烧而流动时
铜基合金	熔化成球状,表面有膜呈橘红色,不太光亮,石笔搅拌和探查无块状物时
金合金和铜镍锌硅合金	熔化成球面,淡黄色,光亮如镜,并随着火焰燃烧而转动、颤动时
镍铬烤瓷合金	熔化时边缘角变圆钝,合金崩塌下陷,形成球状,但表层的氧化膜未破时
铬镍不锈钢、钴铬合金	熔化成球状,表层的氧化膜似破非破时

(6) 铸造方法:①离心铸造法:离心铸造法是利用离心铸造机快速转动时所产生的离心力,使已熔化的合金沿离心力方向流入铸型腔内的方法。此法既可用于高熔合金,又可用于中、低熔合金的铸造,是目前口腔科应用最广泛的一种铸造法。②压力铸造法:利用加压的空气或特殊气体(惰性气体)施加加大的压强作用于液态金属的表面,从而将金属液体注入铸型腔的铸造方法。但压力过大可能会使气体混入铸型之中,造成铸造缺陷。③离心+压力铸造:将熔化的合金利用离心力注入铸型腔时,再以较大压力的惰性气体在合金液表面加压,促使合金液注满铸型腔。是离心铸造和压力铸造的改进。④离心+抽吸+加压铸造:当合金熔化后,利用离心力使合金液注入铸型腔内的同时,铸型腔抽吸排气形成真空,同时在熔金液表面加以较大压力的惰性气体,合金液在离心力和真空抽吸加惰性气体压力三种力量的作用下,快速注满铸型腔。此法铸造完全,所需合金较少,是目前较为理想的一种铸造方法,贵金属及铸钛一般多采用此种方法。

本次实训的具体步骤如下。

1. 取镍铬合金　根据上一次预估的数目,取合适的镍铬合金量。

2. 烘烤与焙烧

(1) 去除已完成包埋的铸圈底座。

(2) 去除铸造口的多余包埋料,用蜡刀修整铸道口边缘的包埋料碎块及过锐的边缘。

(3) 将铸道口向下,放入箱式电阻炉中缓慢升温,从室温升温到350℃,升温时间不短于60分钟。到350℃后,应维持30分钟,以利于水分蒸发和热膨胀。

(4) 将铸道口向上,继续升温,从350℃升温至800~850℃,时间应不少于90分钟,达到规定温度后仍需维持20~30分钟,铸圈呈淡红色,四周深浅一致,此时为铸造最佳时机。

3. 铸造　以高频离心铸造机为例。

(1) 开机预热5分钟,这样既可缩短合金熔解时间,减少氧化,又可防止坩埚在高温熔铸时烧破。

(2) 坩埚内放入适量镍铬合金,放入铸造机中。合金在坩埚内摆放应注意正确方法,要求合金块之间接触紧密无间隙。使用块状合金时可采用叠放法摞成一摞;若使用柱状合金,可垂直摆放,但要紧密接触。

（3）用长柄钳从箱式电阻炉内取出铸造圈,固定在支架上,调整高度使铸道口与坩埚口对齐。调节平衡,并固定。将滑台对准刻度线,以接通高压电源。

（4）关闭上盖,按动熔化按钮,通过观察窗观察合金熔化情况。

（5）当合金熔化呈球状,表层的氧化膜似破非破时,即可按下铸造按钮开始铸造。在离心力的作用下,坩埚内的合金液体被甩入铸模腔中,完成铸造。

（6）铸造机旋转臂停止转动后,打开上盖夹出铸圈,并将工作台旋转到出风口充分冷却。

4. 冷却　将铸型置于室温安全处自然冷却。

【注意事项】

1. 烘烤时升温速率不能过快,否则易导致包埋材爆裂。

2. 烘烤时,应使铸道口向下,以利于熔化的熔模料外流;但焙烧时铸道口应改向上,以利于熔模料的气化和挥发。

3. 铸型烘烤焙烧达到规定的温度和时间,应及时完成铸造。连续铸造多个时,从电烤箱中取铸型应迅速,减少开启箱门的次数,避免炉膛温度降低过多。

4. 离心铸造时注意观察合金熔化时机,以防熔化不足或过熔,影响铸型质量。

【结果评定】

1. 镍铬合金量的投入量。

2. 烘烤与焙烧过程的升温情况。

3. 是否为铸造最佳时机。

4. 铸造时合金块摆放情况。

5. 合金熔化情况。

实训五　26 铸造金属全冠铸件的清理、打磨抛光(4 学时)

【目的和要求】

1. 掌握高熔合金铸件的清理方法。

2. 掌握高熔合金的打磨抛光方法。

【实训内容】

对 26 铸造金属全冠的铸件进行清理、研磨抛光。

【实训用品】

1. 实训器械　微型技工电机、喷砂机、高速金属切割机、技工打磨机等。

2. 实训材料　切割砂片、各型长柄砂石钻、橡皮轮、纸砂片、绒轮、抛光绿块、夹石针等。

【方法和步骤】

1. 铸型的冷却　铸造完成后,需将铸型充分冷却后,才能敲碎包埋料,取出铸件。冷却方式包括自然冷却和速冷两种。当自然冷却时,因为铸造后熔金的凝固收缩在包埋料的限制下,铸件的内应力释放缓慢,铸件变形较小;如果采取急速冷却处理,铸件的内应力则会快速释放,从而致使铸件产生较大的形变,并使合金的脆性增大可能产生裂纹,导致铸件报废。因此,根据铸件使用合金的不同采取不同的冷却方式。一般金合金等中熔合金铸件的冷却多采用在室温下冷却至300℃后再投入冷水中,包埋料在水中爆裂并与铸件分离;钴铬合金、镍铬合金等高熔合金,一般采用在室温中自然冷却;钛及钛合金铸造时,多采取速冷方式,即将铸造后的铸型急投入水淬火,以减少钛液在高温下与包埋料的接触时间,减少污染反应层的生成,保证铸件的品质。

2. 铸型的清理　铸型充分冷却后,需对其进行清理,先用榔头等工具轻轻敲击铸型,从包埋料中剥出铸件,反复敲击铸件尾部,使黏附在铸件表面的包埋材料震荡脱落。然后用喷砂的方法对铸件进一步清理,喷砂是利用压缩空气的压力,驱动沙料从喷嘴中喷出,直接冲刷铸件表面,以去除铸件表面黏附的包埋料及金属氧化物,喷砂抛光适用于非贵金属高熔合金铸件进行表面清理。贵金属及低熔合金铸件表面的黏附物不能用喷砂去除,因喷砂会增加其表面的损耗,其表面黏附的包埋料多用刷子清刷或用化学抛光。对铸件进行喷砂清理时,尤其注意转角等不易喷到的部位。

3. 打磨抛光　对铸件清理后,要进一步对其进行打磨抛光,打磨抛光技术是指通过机械加工和电解等方法使义齿的表面达到高度光洁的技术,也是修复体完成前的最后一道工序。打磨包括切削和研磨两个步骤,切削主要是利用口腔专用各种形态、粒度较粗的磨头、钻针修整物体表面和外形,以减少物体体积或改变其外形的加工过程。研磨是指用粒度较细、外形较精制的磨具对物体表面进行平整,以减少物体表面粗糙的加工过程。抛光是在高度磨光的基础上,对物体表面进行光亮化处理。修复体经过打磨抛光后,其表面光滑、平整,能减少义齿对口腔组织的刺激,同时也使义齿易于清洁。

本次实训具体操作步骤如下。

1. 铸件的清理　铸型冷却至室温后,先用榔头等工具轻轻敲击铸型,从包埋料中剥出铸件,反复敲击铸件尾部,使黏附在铸件表面的包埋材料震荡脱落。然后用喷砂机仔细对铸件进行喷砂,尤其注意转角等不易喷到的部位,以去除铸件表面残留的包埋料及金属氧化膜,露出金属本色。

2. 打磨

(1) 切削铸道:用高速金属切割机等工具将铸道、排气道、金属瘤等多余切割掉,注意安全避免伤及手指,不要切到正常金属冠。

(2) 铸件就位:把铸件放在取出的可卸代型上试戴就位。注意如不能完全就位,不可强行压入,可在代型上裹上一层薄复写纸,再将铸件轻轻戴入,根据复写纸在铸件组织面显示的障碍点磨除障碍。如此多次试戴,直至铸件完全就位。

(3) 调整邻接关系:铸件在代型上完全就位后,把铸件连同代型在工作模型上复位来调整邻接关系。在近远中邻接区插入一层复写纸,紧贴相邻牙的邻面,然后将代型就位,如铸件不能完全就位或就位后太紧,就会在铸件邻接处留下障碍点痕迹,说明此侧的接触点过紧,可用橡皮轮或砂轮作少量磨除,直到修复体能顺利戴入且边缘都达到了预定的位置,插入到邻接处的复写纸,在拉动时既要有阻力,又可完整地抽出来。应安顺序先后调整铸件近远中邻接关系。

(4) 调整咬合关系:修复体完全戴入工作模上的代型后,可用咬合纸置于全冠咬合面上检查修复体的咬合。若上下颌牙在咬合时邻牙上下不能接触,说明修复体咬合过高,需用找出咬合的高点,并进行轻微调整,直到上下牙列达到最广泛的咬合接触,咬合调整即完成。

(5) 研磨:可选用金刚砂磨石或白矾石等工具将铸件磨光面磨平,磨具由粗到细选择使用,注意修整良好的形态。对凹凸不平及磨不到的部位,可选用细小砂石,轻轻磨平。再用金刚砂橡皮轮或将各种粗细不同的砂纸(布)包裹在夹轴上,对铸件磨光面进一步细化磨平,尤其是不规则的窝沟及外展隙,应用金刚砂修整石磨改柱状橡皮轮形态,使之适合这些部位的细磨。

3. 抛光　将蘸有抛光膏(绿块)的绒轮在一定转速和压力下,对铸件表面进行抛光处理,抛光的顺序是先轴面、后殆面。轴面抛光时采取由殆向颈方运动。抛光后的铸件再用蒸汽喷洗或用酒精棉球擦洗,以去除表面黏附的抛光膏。反复抛光后的铸件表面应光亮如镜。

4. 完成　抛光完成后的铸件戴回工作模型的代型上,实训结束。

【注意事项】

1. 在喷砂过程中,应不断转动铸件,使各个部位冲刷均匀,防止局部冲刷过多而变薄。为有效的减少粉尘的污染,可以采用湿喷砂的方法。

2. 冠的邻接部位不能过多研磨,以免邻接关系变松。

3. 研磨时注意采取适当的研磨速度和压力,并注意采取降温措施,避免铸件产热过多。

【结果评定】

1. 铸件的清理情况。

2. 铸道切削情况。

3. 铸件是否完全就位

4. 铸件的邻接及咬合情况。

5. 铸件的打磨及抛光情况

实训六　高嵌体的蜡型制作(4 学时)

【目的和要求】

1. 加深对嵌体设计基本特点的理解。

2. 知道嵌体熔模的三种制作方法。

3. 掌握间接法制作嵌体蜡型的方法和步骤。

【实训内容】

在预先准备好的可卸式代型上制作第一磨牙高嵌体蜡型。

【实训用品】

1. 实训器械　酒精灯、雕刻刀、牙科探针、镊子、气枪、尖嘴钳。

2. 实训材料　人造石模型、液状石蜡、干棉球、嵌体蜡、细金属丝。

【方法和步骤】

1. 定义、特点　嵌体是一种嵌入牙体内部,用以恢复牙体缺损的形态和功能的修复体或冠内固位体。它是利用不同的材料,在口外制成与预备洞形相吻合的修复体,然后再用黏结剂黏固于患牙的修复方式。

与银汞合金等充填术相比,嵌体具有机械性能优良,修复体表面光滑,能较好地恢复殆面形态和邻接关系的优点。但由于嵌体修复治疗牙体预备要求高、牙体切割量大、外形线长、制作复杂且成本较高,在一定程度上限制了嵌体的临床应用。

2. 牙体预备　嵌体修复时的患牙预备步骤和要求与充填术相似,但必须符合嵌体预备的基本特点。应尽量去净龋坏组织。但对深龋洞,为避免穿髓,可适当保留少许软化牙本质。对意外穿髓者,应按牙髓病处理。要制备固位形和抗力形,嵌体洞型要求底平壁直,点线角清晰而圆钝,各轴壁可微外展6°,不能有倒凹,洞深一般大于2mm,洞底位于牙本质上。为增强固位力,可根据需要添加𬌗面鸠尾、钉洞、沟槽等辅助固位形。嵌体洞形边缘的釉质可预备成短斜面,以增加嵌体的密合性,减少微渗漏,防止继发龋形成。

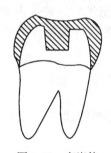

3. 嵌体的分类 嵌体的分类方式很多,如根据嵌体的制作材料不同可分为金属嵌体、树脂嵌体、瓷嵌体;而根据嵌体固位方式不同可分为钉嵌体、高嵌体、嵌体冠。部分嵌入牙冠内,部分高于牙面的修复体称为高嵌体(图2-13)。

高嵌体适应于𬌗面广泛缺损,或𬌗面严重磨损而作咬合重建者,也可以用于保护薄壁弱尖。高嵌体主要靠钉洞固位,也可视情况采用箱状固位。其牙体预备要求:① 在保持𬌗面的基础上,均匀磨出0.5~

图2-13 高嵌体

1.0mm间隙,包括𬌗面边缘及工作牙尖。若为低𬌗而无𬌗接触者,则应稍加修整,去除过锐尖嵴即可。②磨牙常采用2~4个钉洞固位,如有局部缺损,可用箱状固位。钉洞应分散于近远中窝及颊舌面沟内,深度超过釉牙本质界,一般深为2.0mm,直径1.0mm,钉洞之间应相互平行。③𬌗面边缘应制成短斜面(图2-14)。本次实训即以第一磨牙高嵌体为例用间接法完成其蜡型的制作。

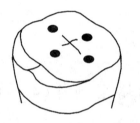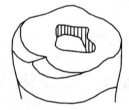

图2-14 高嵌体牙体预备

4. 嵌体熔模制作的方法 有直接法、间接法、间接直接法三种。

直接法 即在口内预备后的患牙上直接制作熔模的方法。常用于结构简单、制作方便的单面嵌体。清洁患牙洞型后,将嵌体蜡加热烤软,用小蜡刀取适量压入洞内,使蜡充满窝洞各部,在蜡尚软时,嘱患者作正中及非正中咬合,待蜡冷却后修整外形至合适,将细金属丝弯成"∩"形,在小火上略加热后从𬌗面插入蜡型中,待蜡硬固后沿就位道反方向轻轻取出。

间接法 适用各种嵌体的蜡型制作。常规取印模、灌模型、制作可卸代型、上𬌗架。将患牙及邻牙涂布液状石蜡或浸入水中片刻,以便熔模取出。然后用热蜡刀熔化适量嵌体蜡,滴入制备好的洞形内并充满洞形。在蜡尚软时,关闭𬌗架做正中咬合,待蜡冷却后雕刻成形,恢复咬合及邻接关系。

间接直接法 一般间接直接法制作熔模,多采用树脂材料,因其强度高,在口内试𬌗不会发生破裂变形,便于取戴。同间接法准备模型,然后在石膏模型窝洞处及邻牙涂藻酸盐分离剂,调和自凝树脂至丝状期时,取适量压入充满窝洞。在𬌗架上作正中咬合后,用雕刻刀蘸少许单体塑形。将大头钉倒置插入树脂内,以便熔模取出。在自凝树脂未完全凝固前,取出检查熔模,并去除进入邻面倒凹的部分,放回患牙上。待树脂凝固后取出,打磨、抛光非黏固面。将在模型上制作的熔模戴入患者口内试验并进行调磨修改,直到合适。

本次实训采用间接法制作高嵌体的蜡型,具体操作步骤如下。

1. 代型准备　将可卸代型从模型上取出,浸透液状石蜡,再用棉球吸除多余的液状石蜡后,把代型放回模型中。

2. 加蜡塑型　用蜡勺取适量嵌体蜡,在酒精灯上微火均匀加热,熔化滴入洞形。并用热探针在各钉洞固位形中继续加热熔蜡,使蜡充满钉洞。然后再滴蜡至适当的高度,在蜡尚软时,关闭𬌗架,作正中咬合。待蜡凝固后,雕刻成形,恢复咬合关系。

3. 试取蜡型　用细金属丝弯制一个"∩"形针,在酒精灯上微热后,用镊子夹住弓形针沿就位道反方向取出蜡型。检查蜡型组织面是否完整,钉洞处蜡型是否折断。如有不足应加蜡修补或重做。最后将蜡型放回代型窝洞。

4. 完成蜡型　将弓形针加热取出,并用微热蜡刀进一步修整𬌗面外形。然后用小棉球蘸温水,轻轻摩擦蜡型表面,使之光洁。最后取一直径 1.5mm、长 1.5cm 的铸道蜡条,用熔蜡将其固定在𬌗面中央。凝固后将蜡型轻轻取出,并浸入冷水中或固定于成型座上,实训结束。

【注意事项】

1. 蜡型与洞形完全密合,无缺陷,表面光滑。
2. 蜡型应恢复患牙正确的解剖形态。
3. 取出蜡型时应做到稳、轻、准、快,并沿就位道反方向取出。

【结果评定】

1. 蜡型解剖外形、咬合及邻接关系。
2. 蜡型表面光滑度。
3. 蜡型铸道安插情况。
4. 蜡型是否完整、与洞型的密合度情况。

实训七　17 锤造全冠的制作(10 学时)

【目的和要求】

1. 熟悉锤造全冠石膏代型的制作方法及要求。
2. 了解锤造金属全冠制作的方法和步骤。

【实训内容】

1. 制作下颌磨牙锤造全冠的石膏代型。
2. 下颌磨牙锤造全冠的锤造、打磨抛光。

【实训用品】

1. 实训器械　实验牙列模型、微电机、义齿打磨机、各型长柄砂石、大小铁锤、镊子、石膏调刀、橡皮碗、蜡刀、石膏切刀、石膏锯、酒精灯、喷灯、缩颈钢圈、锐凿、鹰嘴钳、熔金勺、烧杯。

2. 实训材料　熟石膏、红蜡片、肥皂水、硬铅、软铅板、石英粉、油泥垫、成品无缝冠、咬合纸、清扫液、绒轮等。

【方法和步骤】

锤造全冠是用合金片或半成品金属冠套经过冲压、锤打而制成的全冠修复体。因冠壁薄而均匀,形如壳状,故又称壳冠。由于其龈缘的密合性较差,𬌗面外形、邻接点等不易很好地恢复,固位、耐磨性也不理想,随着铸造全冠的广泛开展,现在临床上已较少应用。但其制作方法简便、对设备的要求不高,切割牙体组织少,价格低廉,如制作得当,仍然可以作为修复后牙的一种修复体。

根据锤造全冠制作方法的不同,将其分为无缝全冠和有缝全冠两种。目前临床上常用镍铬合金半成品冠套经加工制作而成的无缝全冠,它多用于后牙的修复。若用于前牙修复,常将其制成开面冠。

锤造全冠的牙体预备原则、方法与铸造全冠基本相同,但又有其特点:①颊舌面预备时要消除倒凹,将牙冠的最大周径降至龈缘,以使全冠与牙颈部密合。②邻面预备时采用单面金刚砂片,由切端向龈方切入达龈间隙内。片切时,近、远中两片切面应保持平行或稍向𬌗方内聚2°~5°,消除邻面倒凹。③𬌗面预备时按𬌗面外形均匀磨除大约0.3~0.5mm的厚度。④颈部无肩台,颈缘均匀一致,呈圆滑的流线形,防止形成粗糙面或锯齿状颈缘。若要求锤造全冠的颈缘到达龈缘以下,则预备前也应作排龈处理。⑤将各个轴面点线角磨改圆钝,并形成与牙体解剖形态一致的𬌗外展隙和颊、舌外展隙。

锤造全冠的制作工艺流程见图2-15。

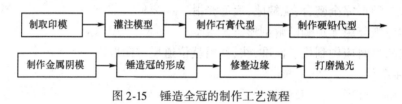

图2-15　锤造全冠的制作工艺流程

本次实训的具体步骤如下。

1. 制作石膏代型

(1) 石膏代型加蜡:包括邻面加蜡、𬌗面加蜡及轴面加蜡,以恢复邻面间隙和轴面突度。

(2) 石膏代型(阳模)的形成:用石膏锯锯开预备牙近远中邻面,沿着颈缘线,顺牙长轴向根部延长0.5~1.0mm,并在颈部向根部向内移行成一宽为0.5mm的钝角斜面,即内收形肩台。

2. 石膏阴模的形成(三瓣石膏阴模法)　将制备好的石膏代型浸入注满调好石膏的三瓣橡皮圈内,待石膏凝固后,将石膏柱分割为三瓣,然后将三瓣拼合用橡皮筋固定,即形成了石膏阴模。

3. 金属阳模的形成　将适量硬铅在熔金勺内加热熔化后灌入石膏阴模中。待硬铅凝固后立即取出,修去菲边及小瘤即成金属阳模,一共灌注三个,按先后次序编号为Ⅰ、Ⅱ、Ⅲ号备用。

4. 选择成品无缝冠　根据金属阳模牙冠的周径、长度选择合适的成品无缝冠。

5. 形成金属阴模、锤打成型

(1) 𬌗面的成形:用镊子夹持Ⅲ号金属阳模头朝下插入熔化硬铅的缩颈钢圈正中,深达各轴面外形高点。待硬铅凝固后,即得𬌗面阴模,将Ⅲ号金属阳模套上无缝冠,𬌗面向下置于𬌗面阴模上,锤击形成𬌗面形态。

(2) 轴面成形:首先用一层胶布将Ⅱ号金属阳模的四个轴面紧紧地包裹一层,仅暴露牸面,然后将裹好胶布的Ⅱ号金属阳模插入熔化硬铅的缩颈钢圈正中,深及金属阳模牙冠颈部。凝固后取出金属阳模,撕下胶布。将无缝冠套在Ⅱ号阳模上在轴面阴模锤击形成轴面形态。

(3) 缩颈:用镊子夹持Ⅰ号金属阳模牸面朝下垂直插入熔化硬铅的缩颈圈正中,深达牙颈缘下3mm以上。待硬铅凝固后,用锐凿将其劈成3~4瓣,取出金属阳模,将分瓣阴模复位即成金属阴模,要求内壁完整光滑。将套有无缝冠的金属阳模Ⅰ号,对准缩颈分瓣阴模,放入缩颈钢圈,锤击缩颈。

6. 代型试戴 将锤造好的全冠套入石膏代型上,检查其边缘,如过长可用砂石磨改。

7. 打磨抛光 全冠完成后,将无缝冠套投入清扫液中处理后取出洗净,然后用细纸砂片打磨全冠表面,最后用绒轮蘸氧化铬抛光剂抛光。

【注意事项】

1. 制作石膏代型时,轴面颈1/3处绝对不可加蜡,牸边缘、轴面角处原则上也不应加蜡。

2. 熔化硬铅时,要注意温度不易过高,否则铅蒸发危害人体健康。

3. 锤造过程中,要控制好锤击力量,以防冠套出现皱褶或破裂。

【结果评定】

1. 石膏代型制作。

2. 石膏阴模制作。

3. 金属阳模制作。

4. 锤造全冠成形、打磨及抛光效果。

实训八　树脂暂时全冠的制作(2 学时)

【目的和要求】

1. 了解树脂暂时全冠的适应证。

2. 熟悉树脂全冠牙体预备的方法和要求。

3. 掌握树脂暂时全冠制作的方法和步骤。

【实训内容】

1. 间接法制作21树脂暂时全冠。

2. 树脂暂时全冠的打磨、试戴。

【实训用品】

1. 实训器械 实验牙列模型、台式电机、直手机、700#裂钻、夹石针、各型长柄砂石、雕刻刀、蜡刀、模型修整机、调杯、石膏剪、义齿打磨机。

2. 实训材料 煅石膏、成品树脂牙(面)、肥皂水、热水、自凝造牙粉、自凝单体、毛笔、藻酸钠分离剂、玻璃纸、纸砂片、抛光布轮、抛光石英粉、咬合纸等。

【方法和步骤】

暂时冠又称临时冠,是口腔固定修复牙体预备取模后到最终修复体完成期间的临时性修复体。可用来保护预备体,预防牙本质过敏和保护牙髓。同时,暂时冠还有防止预备牙在修复等待期间的牸向伸长、近远中向移位,避免预备牙与邻牙之间的食物嵌塞,预防细菌对预备牙及牙龈的侵害,排开牙龈,有利于永久冠的试戴和黏固。

暂时冠有成品暂时冠和非成品暂时冠两种。

1. 成品暂时冠 成品暂时冠又有软金属冠如铝质金属冠和非金属冠如硬质树脂全冠等类型,它们只能用于单个牙。可根据患者的口腔实际情况选取最相近的预成牙冠,通过磨改牙冠合适后黏固到患牙上。也可常规制取模型,在模型上试戴后,采用间接法用自凝树脂衬垫,固化后修整合适在口内试戴调𬌗,抛光后黏固。

2. 非成品暂时冠 在临床实际工作中,由于每位患者的牙齿情况不同,选择一个非常合适的成品暂时冠较难,所以,大多是为患者临时制作一个大致匹配的非成品暂时冠。用于制作暂时冠的材料有光固化树脂、自凝树脂等。非成品暂时冠的制作方法可分为直接法、间接法两种。

直接法是指在患者口腔内直接制作完成的暂时冠。选择合适的成品塑料牙面,修改满意后备用。取适量的白色自凝树脂与自凝单体调和,至黏丝期后期,将树脂铺贴到预备牙上,再将磨改好的塑料牙面在唇侧就位,用棉签蘸单体初步压塑成型,在其舌面放一张湿的玻璃纸,与对𬌗咬合,并用雕刻刀修整外形,在自凝塑料完全固化前反复摘戴,最后将已固化的树脂冠从患牙上取下,打磨、抛光、黏结。直接法制作暂时冠也可用印模成形法,在牙体预备前先用藻酸盐印模材制取印模,湿润备用,待牙体预备完成后,调和适量的自凝树脂,面团期时取适量放到之前制取的印模内,将印模重新准确就位口内,数分钟后取出,打磨抛光即可。

间接法是指在模型上制作完成的临时冠。可用热凝丙烯酸制作,需要在模型上制作蜡型,再进行装盒、去蜡、充填塑料、热处理,最后打磨抛光后黏固于预备体上。也可用自凝树脂在模型上制作暂时冠。

本次实训即用自凝树脂在模型上制作暂时冠,其过程如下。

1. 修整模型 用石膏切刀、蜡刀去除模型周围多余石膏,并将制备牙的颈缘线雕刻清晰。

2. 在模型上预备牙牙冠表面涂一层分离剂。

3. 比色选择成品树脂牙面,用砂石磨改成品树脂牙面的舌侧和盖嵴部,使之与预备牙颈缘密合,大小、外形与对侧同名牙一致。然后,涂单体备用。

4. 调和适量的自凝造牙粉,待黏丝末期,用蜡刀将树脂糊置于模型上预备牙的表面,用蜡刀或棉签蘸单体初步压塑成型,将处理后的成品树脂牙面在唇面就位,在其舌面放一张湿的玻璃纸,与对𬌗模型咬合,并用雕刻刀修整外形。然后,放入温水(60°C 左右)中加速凝固。

5. 取下已固化的树脂冠,用柱状砂石磨除全冠上的菲边和小瘤,再用 700# 裂钻和柱状砂石修整全冠颈缘,使其与预备牙颈部完全吻合且无悬突,调整其形态和大小使之与邻牙一致。用纸砂片磨光全冠表面,然后用湿布轮蘸湿抛光砂将树脂全冠表面抛光。

【注意事项】

1. 人工牙面的磨改要仔细,尤其是颈缘部分应与预备牙的颈部肩台吻合。

2. 树脂暂时全冠打磨抛光时,注意不要损伤邻面和唇面的形态。

【结果评定】

1. 人工牙面的磨改状况。

2. 打磨抛光的效果。

3. 树脂暂时全冠的综合质量。

实训九 烤瓷熔附金属全冠的制作(20 学时)

【目的和要求】

1. 了解烤瓷熔附金属全冠的适应证及禁忌证。
2. 了解烤瓷熔附金属全冠牙体预备的方法和要求。
3. 掌握烤瓷熔附金属全冠的制作方法和操作步骤。

【实训内容】

1. 采用间接法制作 21 烤瓷熔附金属全冠的金属基底冠蜡型,并包埋铸造烤瓷金属基底冠蜡型;试合金属基底冠,并用比色板来选择烤瓷冠的颜色。(10 学时)

2. 金属基底冠金-瓷结合面进行粗化处理、排气和预氧化;在金属基底冠上涂瓷。(10 学时)

【实训用品】

1. 实训器械 实验牙列模型、涡轮机、涡轮手机、台式手机、直手机、振荡器、义齿打磨机、箱式电阻炉、高频铸造机、喷砂机、超声波清洗器、真空烤瓷炉、石膏调刀、橡皮碗、长柄钳、铸圈、铸造座、铅笔、金刚砂车针、各型长柄砂石。

2. 实训材料 超硬石膏、煅石膏、干棉球、液状石蜡、间隙涂料、布轮、绒轮、抛光橡皮轮、抛光剂、石膏锯、调刀、蜡刀、酒精灯、喷灯、小弯卡尺、比色板、铅笔、金属固位钉、回形针、发夹、大头针、长柄球钻、黏固剂、分离剂、红蜡片、薄蜡片、各种直径铸道(蜡条和金属丝)、高熔合金包埋材料、烤瓷合金、夹石针、砂片、纸砂片、氧化铝砂石、80 目氧化铝砂、各种瓷粉、筑塑瓷工具、吸水纸等。

【方法和步骤】

烤瓷熔附金属修复工艺技术是指将低熔烤瓷材料在真空条件下熔附到金属基底表面形成修复体的工艺技术。用这种方法制作的修复体称为烤瓷熔附金属修复体,也称金属烤瓷修复体,它是由内层的金属基底与外层的烤瓷层组成,金属基底通过铸造法完成,外层的瓷层是通过瓷粉在真空烤瓷炉中烧结熔附于金属基底表面,其结构如(图 2-16)所示。

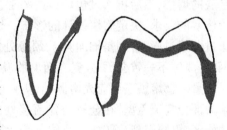

图 2-16 烤瓷熔附金属修复体结构

1. 熔附原理 烤瓷材料与合金的结合方式是由化学结合、机械结合、压缩结合和范德华力等多种结合力共同产生的,其中化学结合起主要作用。化学结合是指金属基底通过表面预氧化形成的氧化物与烤瓷材料中的氧化物发生化学反应,在界面形成一种新的物质,能产生很强的结合力。它们之间通过离子键、共价键或金属键相结合,这是一种牢固的结合,这种结合力在合金与烤瓷材料的结合中起着重要的作用(占金-瓷结合力的 52.5%)。

合金表面预氧化形成氧化层是化学结合的必要条件,经预氧化处理后金属中的一些被氧化的微量元素扩散到金属表面,形成氧化膜,在烧结过程中与烤瓷材料中的一些氧化物产生原子间的结合。故烤瓷合金中常添加某些容易氧化的金属元素。金属表面的氧化膜根据使用合金的不同有差异。贵金属合金中含有 Sn、In 等,在排气过程中选择性氧化,生成 SnO_2 和 In_2O_3,这些氧化物与瓷粉中的相同成分结合后能够形成强有力的结合。

2. 金属烤瓷材料

（1）金属烤瓷用合金的种类：金属烤瓷用合金一般有贵金属合金和非贵金属合金两种。贵金属合金是指含有金或银、钯的金属合金。其优点是生物相容性好，与瓷结合好（很少发生崩瓷），边缘密合性好，易于铸造，易于调磨抛光，耐腐蚀性好。缺点是抗弯强度低，制作金属基底要求达到一定的厚度，价格较昂贵。目前应用较多的非贵金属合金是镍铬合金、钴铬合金和钛合金。镍铬合金优点是屈服强度和弹性模量高，可将金属内冠做得很薄，缺点是收缩大，硬度高，调磨困难，且易出现颈缘黑线。钴铬合金的弹性系数更高，舒适度高，在患者口内不会出现合金变色现象，由于其性能优越，有取代镍铬合金的趋势。钛合金组织相容性好，颈缘不易出现黑线，但高温下化学性质活跃，需专用铸造设备和材料。

（2）金属烤瓷用瓷粉的种类：瓷粉按其作用不同可分为：不透明瓷（遮色瓷）、遮色瓷修饰剂、体瓷（牙本质瓷）、颈部瓷、切端瓷（透明瓷）、釉瓷、釉质瓷、肩台瓷、修饰瓷、着色剂等。

3. 金属基底的设计及上瓷前处理

（1）金属基底的设计：烤瓷熔附金属修复体设计有两种形式，即全瓷覆盖和部分瓷覆盖。

全瓷覆盖型：为瓷层全部覆盖金属基底表面。由于瓷的收缩率大，为保证修复体颈缘的密合性，修复体舌侧颈缘用金属覆盖，这也是目前公认的全瓷覆盖形式。适用于咬合关系正常的前牙。

部分瓷覆盖型：为金属基底唇颊面用瓷层覆盖，而𬌗面或舌面仅少量覆盖，暴露出大部分金属。在具体设计中无论哪种覆盖型，都要以再现天然牙的色彩和防止应力的发生为主要参考依据。

烤瓷熔附金属修复体的金属基底是通过铸造完成的。首先要在石膏代型上形成金属基底的熔模，然后再通过包埋铸造的工艺加工完成。根据事先设计的全瓷覆盖或部分瓷覆盖修复的要求，决定熔模设计的形态。熔模应符合下列要求：①熔模的厚度应均匀一致，防止过薄或过厚，特别是轴面角及颈缘处。过薄会出现收缩而导致变形，造成修复体的就位困难；厚度不一致会因金-瓷界面上的温度效应不一致而造成瓷裂。熔模厚度可用钝头蜡卡尺测量。②熔模表面应光滑圆钝，尖锐的棱角、尖峰会造成应力集中，导致瓷层断裂。③如果为部分瓷覆盖型，在金属与瓷衔接处应有明显的凹形肩台，肩台位置的设计应避开咬合功能区，以防瓷裂。④如果牙体有较大缺损，应注意在设计与制作蜡型时，恢复缺损部分的外形，并预留出瓷层 1.0 ~ 1.5mm 的均匀厚度。熔模制作完成后，按要求安插铸道，并通过铸道以轻巧适宜的力量将熔模取下，然后包埋、焙烧及铸造。

（2）金属基底上瓷前的处理：金属基底冠试戴合适后，先进行粗化处理。选用 80 目的石英砂进行喷砂处理，可以进一步去净剩余的包埋料、金属碎屑及氧化物，并形成微观的粗化面，以增加机械固位力。用高压蒸汽冲洗金属表面，放在蒸馏水内超声清洁 5 ~ 10 分钟，彻底清除金属表面的污物和残屑。

将金属基底冠粗化处理后，再进行排气和预氧化。将超声清洗过的金属基底冠放在烤瓷耐火盘的支架上，如果烤瓷合金为贵金属合金，则需要在其表面均匀涂一薄层钨处理剂。金属基底冠在炉腔得到充分干燥后送入炉内，按照所用材料的操作说明掌握温度与时间进行操作。一般是高于瓷粉熔点 4℃ 左右，保持 3 ~ 5 分钟，以去除附着在金属表面的油污及操作过程中混入的气体，预防气泡的产生。然后再升温到 1000℃，真空度设定为 10.1kPa，并放气，在空气中预氧化 5 分钟后取出，自然冷却。这样，在金属基底表面就形成了一薄层均匀的氧化膜。经此处理后,金属基底表面不得用手或与不洁之物接触,以避免表面污染。

4. 瓷筑塑、烧结与完成　瓷筑塑工艺流程见图 2-17。

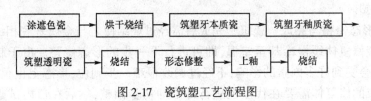

图 2-17　瓷筑塑工艺流程图

（1）底色的形成:底色是主体部分烤瓷在筑塑前的颜色,底色包括:金属表面的颜色、遮色瓷(不透明瓷)的颜色、牙冠颈部烤瓷颜色、底部染色。遮色瓷即不透明瓷,遮色瓷占去了底色色调的大部分,在金属表面烧结一层不透明瓷是为了将金属色遮住,防止金属色透过瓷层。

遮色瓷的筑塑　遮色瓷层是牙冠颜色的基础,应注意选择遮色瓷的颜色及厚度。两三种颜色的遮色瓷配合使用可以与最后形成的牙冠色调协调。遮色瓷筑塑好后进行烧结,厚度为 0.2mm 左右。

颈部底色的处理　牙颈瓷主要用于烧结后的不透明烤瓷层上,由牙颈部至切端方向薄薄地筑塑一层。为了形成与天然牙相近的色泽偏黄的颈部颜色,颈部通常选用着色剂或深色遮色瓷。由于牙颈部瓷层厚度有限,如果处理不当,牙颈部色调受遮色瓷的影响就会更加明显缺乏半透明效果。为减少影响,可以采用遮-体混合瓷粉用在牙颈部逐渐变薄的牙本质瓷部分,筑塑完成后单独烧结,然后再筑塑体瓷。遮-体混合瓷筑塑后是否还需要再使用牙颈部瓷视具体情况而定。如果牙颈部色调不需过深,则没必要另外使用牙颈部瓷;反之,如需要加深颈部色调时,则可以在体瓷和釉质瓷结束后,去除半透明牙颈部的体瓷,适当添加牙颈部瓷,然后与牙冠部瓷一起烧结。

底色染色　为获得烧结后底色与所要求的色调相协调的效果,有时需采用染色的方法来调整底色。

（2）牙本质瓷的筑塑:要获得与色调相称的烤瓷熔附金属修复体,牙本质瓷的筑塑厚度是关键。根据预先患者口内比色结果,选用合适的瓷粉,以蒸馏水调和呈糊状后即可开始筑塑牙本质瓷。为了得到良好的包被效果和美观的移行部,牙本质瓷的回切操作是很重要的步骤。回切不是简单地切割部分牙本质瓷以供牙釉质瓷筑塑之用,而是要用牙本质瓷来制作类似天然牙色的牙本质。进行牙本质瓷的回切时,要在切割部位作记号,按记号进行切割。

（3）牙釉质瓷的筑塑:牙釉质瓷筑塑量基本上与回切掉的牙本质瓷量相同或稍少,以少量地向牙颈部方向在牙本质瓷上筑塑,使牙釉质瓷恢复到与最后要完成的牙冠等大或稍小。但切端要盖住牙本质瓷,并作成与指状沟相似的形态,这时,牙本质瓷筑塑后的原形可作为牙釉质瓷筑塑时的支撑,而且可以防止此阶段牙本质瓷的移位。

（4）牙颈部瓷的筑塑:传统的瓷筑塑方法中牙颈部瓷是在遮色瓷后进行,最新的技术发展,已用遮-体混合瓷替代颈部瓷。因此,不必再另外使用牙颈部瓷。但有时为了表现颈部较深色的色调时,也可在体瓷筑塑后去除颈部体瓷,再用颈部瓷筑塑。

（5）透明瓷的筑塑:在完成牙釉质瓷筑塑后,用透明瓷覆盖整个唇侧面,从而形成牙本质和牙釉质色的两层结构,考虑到瓷层收缩和形状修整的空间,筑塑透明瓷后牙冠形态要比正常大 15%~20% 。在唇侧面和切端整体进行筑塑,烧结收缩后瓷熔附金属修复体表面形成约 0.2~0.3mm 的透明瓷。但如果透明瓷层太厚,牙冠整体颜色会变暗而稍成蓝色调,故不能过度筑塑。

5. 烧结、形态修整与完成 瓷筑塑完成后需经过烧结使之与金属基底相结合。烧结程序完成后,烤瓷修复体缓慢冷却至室温,即可进行下一步的形态修整。由于制作烤瓷熔附金属修复体时会受到许多因素的影响,不经过调改很难一步到位,形态上也很难满足要求。因此,制作形成的修复体需要在代型上进行外形的初步调整,然后在口内试戴、调𬌗,并对照同名牙、邻牙与对颌牙进行邻接关系及形态的修整。如果颜色需要调整的话,在上釉前采用烤瓷颜料染色,再均匀地涂布一薄层透明的釉瓷浆,干燥后放在烘烤盘上送入 650℃ 烤瓷炉内,在空气中升温至 830℃ ,维持 5 分钟,然后缓慢冷却至室温。

本实训以 21 设计为全瓷覆盖的烤瓷熔附金属全冠为例进行操作。工艺流程见图 2-18。

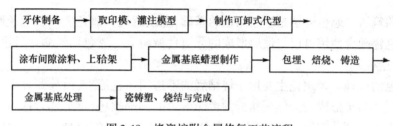

图 2-18　烤瓷熔附金属修复工艺流程

1. 可卸石膏代型的制作和修整 操作方法及要求参照实验一。

2. 金属基底冠蜡型制作

(1)取出石膏代型,在预备牙表面涂一层厚度约 20~30μm 的间隙涂料,待干固后再涂一薄层液状石蜡。

(2)将 0.35~0.5mm 厚的薄蜡片烤软,然后均匀地压贴在石膏代型预备牙的牙冠上,去除多余的蜡片。

(3)用熔蜡封闭蜡片对接处和颈缘部位,然后用滴蜡法完成牙冠的正常解剖外形,使其外形圆滑、没有锐角。唇面的细微结构勿需做出。但需要恢复颈部、切端𬌗面、邻接面和颊舌面的牙冠部形态以及正确的咬合关系。

(4)用雕刀或蜡刀将蜡型均匀地回切:首先做几条引导沟,切缘部的回切量为 1.5~2.0mm 左右,唇侧为 1.0mm,舌侧为 0.7~1.0mm 左右,使余下的基底冠蜡型厚度不少于 0.3mm。

(5)颈部加蜡:将蜡型从代型上取下后再复位,再沿牙冠颈缘将已经形成的蜡切去 1.0~2.0mm,重新加专用颈缘蜡液充满代型颈部,并延长 0.5~1.0mm。待蜡冷却后用雕刀修去多余的部分,并修整合适。

(6)轴面修饰:最后用丝绸(或尼龙布)缠在拇指上,轻轻用力由切方向颈方摩擦,使轴面更加平滑、颈缘更加密贴。

(7)取一小段直径为 0.5~1.0mm 的蜡条黏附于蜡型舌面颈部处,作为以后烤瓷时的夹持柄。完成后的蜡型要求:①蜡型厚薄应均匀一致,尤其在轴面角及颈缘处;②蜡型表面应圆钝光滑,不能有尖锐的棱角。

3. 安插铸道

（1）选择直径为 2.5mm、长约 10.0mm 的铸道蜡条，一端用蜡垂直地固定于蜡型切端偏舌侧处（即切斜面处）。

（2）在铸道上距蜡型 1.5～3.0mm 处加蜡形成储金球，其直径应大于蜡型的最大厚度。

（3）将铸道的另一端垂直地插在铸造座上，并用蜡固定。

4. 包埋、铸造（用烤瓷合金）　具体操作方法及要求参照实训三、四。

5. 铸件清洗、试验

（1）铸件冷却取出后，用喷砂机清除包埋料。

（2）切断铸道，磨平铸道残端。

（3）将金属基底冠戴入石膏代型预备牙上，检查就位情况，调磨妨碍就位的部分。

（4）用小弯卡尺测量金属基底冠各部分厚度，调磨过厚部位，使各部厚度均匀，保持在 0.3～0.5mm。

（5）将金属基底冠戴到实验牙列的预备牙上，检查边缘密合情况和固位情况。要求冠边缘密合且固位良好。

6. 选配牙色（又称比色）　在自然光条件下，根据邻牙、同名牙的色泽用比色板来选择瓷粉颜色，并做好记录。

7. 金属基底冠金-瓷结合面的处理　为了使瓷粉材料与烤瓷金属之间获得良好的结合，需进行粗化处理、排气和预氧化。

（1）粗化处理：①用氧化铝砂石按一个方向磨粗金属基底冠表面。②用喷砂机在（2～4）$\times 10^5$ Pa 压力下，以 80 目石英砂对金属基底冠表面进行喷砂，清除铸件表面附着物和氧化物，并形成微观的粗化面。③金属基底冠喷砂后洗净，然后放入超声波清洗器内用蒸馏水超声清洁 5 分钟后取出。

（2）排气和预氧化：①用止血钳将金属基底冠放在真空烤瓷炉的烘烤盘支架上，然后一起移至真空烤瓷炉门前充分干燥。②把金属基底冠送入炉内，根据所用材料的操作说明调节温度和时间，一般升温至高于烤瓷熔点 4℃ 左右的温度，并维持 3～5 分钟，然后再升温至 1000℃，抽真空 10.1kPa 后放气。③在空气中预氧化 5 分钟后，取出冷却。

8. 筑塑瓷及熔附

（1）筑塑遮色：①根据所选牙色的型号选择遮色瓷粉，取适量置于玻璃板上，用专用液调成瓷浆。②用止血钳夹住金属基底冠舌面的夹持柄，然后用小毛笔将瓷浆均匀地涂布在金属基底冠表面，厚度约为 0.2mm。③利用器械柄的刻纹，在夹持金属基底冠的止血钳上轻轻拉动，产生轻度振荡，使水分从瓷浆中溢出，用吸水纸吸去水分。反复操作几次后用毛笔将表面刷平滑。④将涂有遮色瓷粉的金属基底冠放在烘烤盘支架上，一起移至烤瓷炉门口充分干燥。⑤然后放入真空烤瓷炉内烧结（根据烤瓷炉及瓷粉的操作说明来调节程序），完成后待自然冷却后取出。⑥检查遮色效果，如遮色效果欠佳，可重复一次上述操作步骤，但遮色瓷层的厚度不得超过 0.2mm。

（2）筑塑体层和切端层瓷：①将熔附有遮色瓷层的金属基底冠戴入石膏代型的预备牙上。②取适量与遮色瓷颜色相配的体层瓷粉置于玻璃板上，加入专用液调成适宜稠度，使瓷粉能堆放到金属基底冠表面而不流动。③用毛笔在不透明层上铺瓷浆，先从颈部开始，逐层进行，操作中随时用振动法使水分溢出，并用吸水纸吸去。铺体层瓷后，其外形与实际牙冠外形大小一致。④根据同名牙的解剖形态，回切、雕刻其外形。用手术刀片在唇面体层瓷切 1/2～1/3 处,切向切端方向形成一个斜面(切除厚度从龈端向切端逐渐增厚),在唇侧相当于发育沟的部位形成 2～3 个纵形凹槽,使切端形成指状突,在唇面近远中 1/3 处切向邻面也形成斜面。然后取适量的切端层瓷粉调成瓷浆,铺在上述斜面上,并轻轻振动、吸水,最后用小毛笔刷出唇面解剖外形;用手术刀片在体层瓷的切端舌侧切出一小斜面(切除厚度自切端向龈端逐渐变薄),调适量的切端层瓷粉调成瓷浆,铺在斜面上,并轻轻振动、吸水,然后用小毛笔刷出解剖外形。切端层瓷粉筑塑完成后,其外形比实际牙冠外形大 20%～30%。⑤将石膏代型连同涂有体层和切端层等瓷粉的金属基底冠一起从模型上取下,在邻面再加上适量的瓷浆以补偿烧结时的收缩。⑥轻轻振动、吸水,从石膏代型上取下涂好瓷的金属基底冠,用湿毛笔清洁金属基底冠内部,然后小心地放在烘烤盘支架上,并移至真空烤瓷炉炉膛旁边充分烘干。最后放入真空烤瓷炉烧结(依烤瓷炉及瓷粉的操作说明来调节程序)。

9. 试验修整 烧结完成后,在室温下冷却,然后在石膏代型的预备牙上调整形态及咬合关系。

10. 染色、上釉

(1)根据邻牙、同名牙色泽特征,选用烤瓷颜料进行染色,然后在冠的表面均匀地涂一层透明的釉层瓷浆。

(2)干燥后放在烘烤盘上送入真空烤瓷炉烧结(依烤瓷炉及瓷粉的操作说明来调节程序),完成后在室温下冷却,即完成了烤瓷的全过程。

11. 打磨抛光 磨除舌面夹持柄,对舌侧颈缘部分的金属按常规进行打磨抛光。

【注意事项】

1. 如果烤瓷熔附金属全冠设计为部分瓷覆盖,金属基底冠蜡型舌面回切应形成有明显凹形的肩台,肩台位置应避开咬合接触部位。表面应光滑圆钝,厚薄均匀一致。

2. 金属基底冠喷砂时,要不断转动铸件,使各轴面冲刷均匀。经过清洗后的金属基底冠不能直接用手拿或放在不清洁的桌面上,以防受到污染。

3. 瓷筑塑的注意事项

(1)在筑塑过程中,应正确地进行填压操作,以保证筑塑出清晰的各瓷层结构。各瓷层的界面轮廓必须十分清晰,以充分表现出各色瓷层的颜色和透明效果。

(2)在涂瓷时,要避免瓷粉以及涂瓷用品等受污染。另外还需随时振动,以排出气泡和水分,但振动幅度不能过大,以免瓷粉互相混杂,造成层次不清,甚至影响色泽。

(3)在牙釉质瓷和透明瓷筑塑阶段,要注意不要过分挤压,以防止牙本质瓷层滑动移位。同时,瓷粉不宜调得过稀,筑塑时毛笔含水要少,否则水分将渗入已筑塑的牙本质瓷中易产生变形;操作时要多次吸水,注意水分不要过量。

(4)对完成筑塑的牙冠不能过分地反复进行填压和吸水操作,以免各色瓷层颜料混杂在一起,影响完成后的修复体色调。

(5)在吸水操作中要尽可能做到不加压,因为在位于没有金属结构支撑的切端和桥体部分,瓷容易移动。在有金属结构支撑的部位也要注意轻轻接触进行吸水操作,最好采用热风技术。

(6)要调整好咬合关系,不能出现早接触。

4. 烧结前应充分干燥瓷层,另外还要注意清洁金属基底冠组织面内的杂质。烧结体瓷时,要避免振动烤瓷炉。

5. 烧结次数不宜过多,否则会影响色泽,还会增加瓷裂的可能性。烧结完成后,应在室温下缓慢冷却。

6. 用砂石磨改烤瓷冠时,应尽可能减少振动,并防止跌落。

7. 试冠时不能用硬性器材敲击烤瓷冠。

【结果评定】

1. 金属基底蜡型的制作情况。

2. 蜡型的包埋、铸造情况。

3. 烤瓷配色的效果。

4. 金属基底结合面处理情况。

5. 筑塑瓷层及熔附的情况。

6. 修整、试殆情况。

7. 染色、上釉、打磨抛光效果。

8. 烤瓷熔附金属全冠的综合情况。

实训十 3/4 冠的蜡型制作(2 学时)

【目的和要求】

1. 了解 3/4 冠牙体预备要求。

2. 掌握 3/4 冠蜡型的制作方法和步骤。

【实训内容】

在预先准备好的可卸式代型制作上颌中切牙 3/4 冠的蜡型。

【实训用品】

1. 实训器械 酒精灯、雕刻刀、牙科探针、镊子、气枪、尖嘴钳。

2. 实训材料 人造石模型、液状石蜡、干棉球、嵌体蜡、铸造蜡片。

【方法与步骤】

3/4 冠是覆盖牙冠的邻面、舌面及切缘(殆面)的金属修复体。它显露金属少,能兼顾美观,固位良好,其固位主要靠冠的组织面与患牙牙体间形成的摩擦力。由于 3/4 冠的唇(颊)面无金属环抱,修复体容易向舌侧脱位,需要在牙冠的两个邻面制作邻轴沟来阻止其向舌侧方向脱位。邻轴沟对 3/4 冠的固位起着重要作用,沟越长、越宽、越深则固位力越强。但其长度不能超出片(磨)切面,深度不能影响牙髓,宽度不能削弱抗力形,所以要求患牙有一定的切(殆)龈高度和较厚的唇、舌径。

1. 适应证 前牙 3/4 冠适应证 ①深覆殆、咬合紧、殆力大、覆盖小的前牙邻面缺损或涉及切面、切角缺损,而用烤瓷冠或光固化树脂贴面修复效果不佳者。②前牙固定桥的固位体。③牙周病矫形治疗的固定夹板或咬合重建。

后牙 3/4 冠适应证 ①后牙舌面、殆面缺损,舌尖折断等不宜做全冠或充填治疗者。②殆面缺损或需要恢复咬合者。③固定桥的固位体。④牙周固定夹板或后牙的殆重建。

2. 禁忌证 ①牙冠的唇舌径或颊舌径较薄者。②邻面、舌面缺损较严重,难以制成固位沟者。③牙髓病和尖周病未彻底治愈者。

3. 牙体预备(以前牙 3/4 冠为例)

(1) 邻面预备要求:①近远中两邻面相互平行或向切端方向聚合 2~5°。②唇舌方向与邻面外形一致,由唇侧向舌侧聚合,以减少唇侧牙体组织切割。③唇侧边缘止于自洁区。④龈边缘的位置应根据牙冠的长短和倒凹大小决定。当患牙牙冠短,邻面倒凹较小者,冠边缘应平齐龈缘或在龈缘稍下方;临床牙冠较长、邻面倒凹过大者,冠颈缘可在龈缘以上。在消除倒凹的基础上尽量少磨除牙体组织。⑤预备间隙视邻面的倒凹大小决定,一般不少于0.5mm(图2-19)。

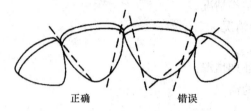

正确 错误

图2-19 3/4冠邻面预备方向

(2)切斜面预备要求:①上前牙为唇侧斜向舌侧的切斜面,下前牙为舌侧斜向唇侧的切斜面。②切斜面应与牙体长轴成45°。③切斜面宽度因牙冠唇舌径大小而异,且预备时不要损伤唇侧切缘,否则切端显露金属。④预备出0.35mm以上的间隙。⑤切斜面在近远中方向上成一平面。⑥尖牙可按其解剖形态形成近中和远中两个斜面(图2-20)。

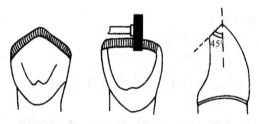

图2-20 3/4冠切斜面预备

(3)舌面预备要求:①舌面需磨除至少0.5mm间隙,确保3/4冠在舌侧的金属厚度。②消除轴壁倒凹(图2-21)。

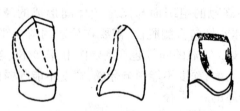

图2-21 前牙3/4冠的舌面预备

(4)切端沟预备要求:①在切端斜面形成一个“V”形沟。②沟底位于牙本质内,沟底顶角≤90°,并位于切斜面的舌1/3与中1/3交界处。③沟的唇侧壁高度是舌侧壁的两倍(图2-22)。

(5)邻轴沟预备要求:①位于邻面的片切面内,其长度根据牙冠长度、倒凹情况和固位需要决定,沟越长,固位越好。②沟的外形为半圆形,近切端略宽于龈端。③沟深约1mm,并由切端向龈端逐渐变浅,龈端可形成小肩台,也可采用无肩台形式。④沟的方向与唇面切2/3平行。⑤两邻轴沟应相互平行或稍向切端聚合。⑥沟的切端与切端沟两侧相互连

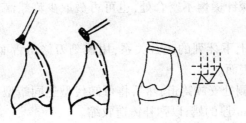

图2-22　前牙3/4冠切端沟位置与要求

接，与切端沟构成三面环抱形成固位形。⑦沟与邻面的线角应清晰而无明显棱角（图2-23）。

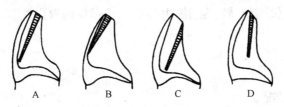

图2-23　3/4冠邻沟的方向及位置

（6）龈边缘预备与精修完成：最后将龈边缘作成斜面肩台，并将各面及轴面角处修光滑圆钝。

4. 制作工艺　3/4冠是通过铸造工艺制成的，其方法与铸造全冠或铸造嵌体相同，完成的3/4冠应达到如下要求：①修复体边缘与牙体预备面边缘密合。②邻面有正确的邻接部位及合适的紧密度。③唇颊面显露的金属较少，美观满意度较高。④在牙尖交错𬌗、前伸𬌗及侧向𬌗时无咬合障碍。⑤固位力较强，特别是有较强的抗舌向脱位的能力。

3/4冠制作工艺流程见图2-24。

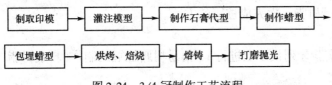

图2-24　3/4冠制作工艺流程

本次实训主要介绍前牙3/4冠的蜡型制作，其操作要点如下：

1. 牙体预备　教师在模型上演示讲授牙体预备要求和要点。

2. 代型准备　将牙体预备已经完成的可卸式代型从模型中取出，浸透液状石蜡，再用棉球吸除多余的液状石蜡后，把代型放回模型中。

3. 舌面加蜡塑形　取适量嵌体蜡在酒精灯上微火均匀加热烤软后，捏成片状，或以两层铸造蜡片用雕刻刀修剪成一定形态，烤软熔合在一起后，然后压贴于患牙舌面，使蜡片覆盖其整个舌面、切缘及部分邻面。

4. 修整边缘　待蜡型冷却后，用雕刻刀修去多余的蜡边缘。

5. 邻面加蜡　用小蜡勺烫取少量蜡将邻沟充满，并恢复邻面外形，再将其与舌侧蜡型烫接在一起，完成蜡型并去除进入邻间间隙倒凹处的蜡。

6. 试取检查　待蜡型冷却后将其从就位道的反方向取出，仔细检查轴沟、切缘及龈边缘是否完整、清晰,用热探针烫熔不密合处,也可再烫取少许蜡滴入,直至蜡型达到厚薄合适、完整及密合。

7. 完成蜡型　根据上下牙列的咬合关系,用雕刻刀修出舌面形态、舌外展隙、唇外展隙、切外展隙,最后光滑表面。

8. 在切端中央偏舌侧处安放铸道,然后将可卸代型连同蜡型一起从工作模型上取下,并在蜡型邻面加约 0.1mm 厚的蜡,以弥补铸造收缩。

9. 通过铸道将蜡型从可卸代型上取下,浸入水中或固定在成型座上,实训结束。

【注意事项】

1. 蜡型与预备牙面完全密合,无缺陷,表面光滑。

2. 蜡型应恢复患牙正确的解剖形态。

3. 取出蜡型时应做到稳、轻、准、快,并应沿就位道反向取出。

【结果评定】

1. 蜡型解剖外形。

2. 边缘状况。

3. 邻面、组织面情况。

4. 与牙体密贴情况。

5. 表面光滑度。

6. 铸道安插情况。

7. 完成时间和综合影响。

实训十一　前牙简易树脂桩冠的制作(8 学时)

【目的和要求】

1. 了解简易树脂桩冠的牙体预备方法。

2. 掌握用自凝树脂一次完成桩冠的方法。

【实训内容】

在预备好的实验牙列模型上进行 11 简易树脂桩冠的制作(自凝树脂一次法)。

【实训用品】

1. 实训器械　台式电机、技工打磨机、检查盘(口镜、镊子、探针)、各型车针、三德钳、切断钳、蜡刀、调拌杯、砂纸、咬合纸、气冲、玻璃调板、小木棒、扩大针等。

2. 实训材料　仿头模、装有天然牙 11(经根管充填后)的石膏模型、各种型号的成品冠桩、直径 0.7mm 的不锈钢丝、成品树脂牙面、自凝牙托水及粉、黏固剂、75% 乙醇溶液、干棉球、牙线、抛光粉等。

【方法和步骤】

简易树脂桩冠是选用一种合适的成品桩或用不锈钢丝弯制的桩,插入根管内获得固位,并在其切端连一树脂冠的修复体。其制作分为三步,即牙体预备、冠桩制作和人工牙冠制作。简易树脂桩冠现多用于前牙的暂时性修复和过渡性修复。制作方法简便,成本较低。

患牙的牙体预备分为根面段的预备及根管段的预备。

根面预备　去除旧充填体和龋坏组织及薄壁弱尖,尽量保留健康且有抗力的牙体组织,并将余留的根面修平整。若健康牙体组织较多,牙本质肩领应不小于 1.5mm。肩台的制备要求同烤瓷全冠。

根管预备　选用直径较小的根管诱导钻或小球钻放于根管口充填材料的正中,沿根管方向缓慢去除充填材料,采用缓进缓退的手法,随时校正钻入方向。预备过程中应随时参考 X 线牙片,并观察切割出的粉末性质,以及借助根管探照灯或口镜反射光,观察充填材料在根管腔中的位置,以判断钻头的方向是否正确,如遇到阻力,应立即停止,调整钻头方向,向根端方向钻磨,达到根长的 2/3～3/4,确保根尖部保留 3～5mm 的根充封闭材料。然后换用直径较大的麻花钻,根据根管外形将根管修平滑并稍微扩大,直径应不超过根横径各部位的 1/3。特别注意的是避免在根管壁上形成倒凹甚至侧穿(图 2-25)。若用成品桩,应在根管口处形成一肩台,以便与成品桩的颈部圆盘吻合,增加桩冠颈缘的固位及稳定性(图 2-26)。

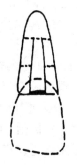
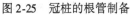
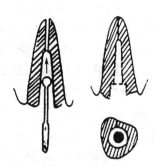

图 2-25　冠桩的根管制备　　　图 2-26　根管口形成肩台

简易树脂冠桩可选用成品桩,也可用不锈钢丝弯制。成品桩有金属桩和非金属桩,有不同长短及粗细的型号。临床上可根据根管的粗细和长度进行选择,并根据需要可将冠桩加以磨改,使其尽量与根管壁密合。若无合适的成品桩,可以根据根管的粗细选用不同直径的不锈钢丝弯制、磨改、调整而成。

本次实训以 0.7mm 的不锈钢丝弯制冠桩制作前牙简易树脂桩冠。

1. 牙体预备　教师在模型上演示讲授牙体预备要求和要点。

2. 冠桩的制作

(1) 截取直径 0.7mm 的不锈钢丝 4～5cm,用日月钳尖端在钢丝中份处弯一孔径为 2～3mm 的小圈(此圈用做桩与树脂冠的固位部分),然后用三德钳夹住小圈,用另一把三德钳钳住钢丝两端互相扭结成螺旋状。再根据根管的形态和长度将其磨改成锥形并试戴(图 2-27)。

(2) 试戴冠桩要求:①冠桩的根内段应达根长的 2/3～3/4,尽量与根管密合。②根外段长度应以不影响咬合和美观为前提。露在根管口外的小圈不能过分偏向唇侧,距切缘应有 2mm 距离,以免影响成品树脂牙面的排列,也不能太偏于舌侧而影响咬合,而且应使树脂保持足够的厚度。

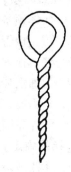

图 2-27　不锈钢丝弯制冠桩

3. 完成人工牙冠　自凝树脂人工牙冠制作流程见图 2-28。

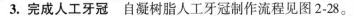

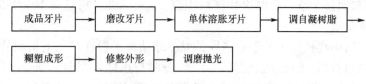

图 2-28　自凝树脂人工牙冠制作流程

（1）选择及磨改牙片：选择一形态、大小及颜色与修复体相协调的成品树脂牙面，磨改盖嵴部，使牙面的盖嵴部与根面的斜面相贴合，唇缘应深入龈下 0.5mm，磨改舌面以容纳桩冠的根外段，不影响牙面的正常排列。

（2）自凝树脂糊塑成形：按比例调和自凝树脂（白色），并用少量牙托水溶胀成品牙的舌侧，于根面及邻面部分分别放置玻璃纸，防止树脂与模型黏结。待树脂聚合至黏丝期时，用调刀取适量树脂将其放于桩冠的根外段部分及树脂牙面的舌侧，并将牙面固定在制备牙的正确位置上，用浸有牙托水的小棉球从舌面加压于树脂，使舌侧树脂与桩冠及牙面紧密黏结，并形成桩冠的舌面外形，再用雕刻刀修整颈缘及邻面外形，去除进入邻面倒凹区的多余树脂。待树脂完全凝固后，用去冠器脱下修复体并放入 50～60℃ 的热水中浸泡 10 分钟。

（3）试戴、修整外形及磨光：用砂石修整修复体形态并调整咬合，戴入患牙（仿头模）内进行试戴。试戴修复体应达到的要求如下：①桩冠与根管及牙根面吻合，固位良好，不移位。②边缘密合，长短合适，无悬突。③牙冠外形与同名牙及邻牙协调一致。④有正确的邻接关系及咬合关系。修复体试戴合适之后，用砂纸磨光，用绒轮及石英砂抛光。

4. 黏结　黏结时各黏结界面一定要清洁、干燥。否则，直接影响黏结效果。具体操作步骤如下：

（1）冲洗根管、隔湿、消毒（75% 乙醇溶液）、吹干根管及桩冠。

（2）调拌适量的黏固剂，用探针将黏固剂送进根管内，均匀地涂布于根管壁上，根面、桩冠的基底面及桩冠的根内段表面也涂上一层黏固剂。

（3）将桩冠插入根管内，用小木棒顺牙长轴轻轻锤击使修复体完全就位，待黏固剂凝固后去除多余的黏固剂。

【注意事项】

1. 牙体预备过程中，支点要稳固，动作要轻柔。

2. 防止根管预备过多过深，防止根管壁侧穿，防止将牙胶推出根尖孔。

3. 桩冠根内段尽量与根管壁贴合，根外段不能影响咬合和美观。

4. 为加强牙面与树脂结合，必须活化成品牙面舌侧。

5. 黏固前，根管和桩冠必须消毒和干燥。

6. 调拌黏固剂稀稠度要适当，黏固时修复体要彻底就位。

【结果评定】

1. 牙体预备过程中支点的掌握情况。

2. 根面的形态、颈缘位置，根管预备的长度、直径和形态。

3. 桩冠根内段与根管壁的密合程度，根外段的位置。

4. 人工牙冠的外形，边缘长短及密合情况，邻接关系。

5. 桩冠修复体的黏固。

实训十二　13 桩核冠的蜡型制作(8 学时)

【目的和要求】

1. 了解前牙桩核冠的牙体预备方法和步骤。

2. 掌握桩核冠的蜡型制作方法。

【实训内容】

在预备好的实验牙列模型上进行 13 桩核冠的蜡型制作。

【实训用品】

1. 实训器械　嵌体蜡、充填器、砂石针、台式电机、雕刻刀等。

2. 实训材料　有天然牙 13 石膏模型(做好牙体预备)、脱脂棉、大头针(或不锈钢丝)、火柴、酒精灯等。

【方法和步骤】

桩核冠是在残冠或残根上先形成金属桩核或树脂核,然后再制作全冠修复体。它是一种更加合理、更为方便的设计。其优点是:再次修复时,可以换冠而不换桩核,减少了损伤牙根的可能性;如果作为基牙,即使牙长轴方向与其他基牙不一致,则可将核的方向进行调整。凡是需要做桩冠修复者,都可用桩核冠来修复(图 2-29)。

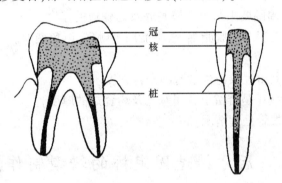

图 2-29　铸造核桩冠

桩核冠的牙体预备应按照烤瓷全冠预备要求和方法进行,但此时不必作出龈沟边缘,也不要修整。待桩核完成并黏固后,再按颈部要求预备。铸造桩核冠的根管预备同简单桩冠(可参考实训十一　简易树脂桩核的制作),临床通常分两个阶段完成铸造桩核冠。先完成桩核,在患牙上黏固后,再完成全冠。冠部分可用烤瓷熔附金属或金属烤塑等完成。

本实训以铸造桩核为例说明桩核冠的蜡型制作。

1. 牙体预备　教师在模型上演示讲解牙体预备的要点和要求。

2. 桩核冠蜡型根内段的制作

(1) 将根管口与根面清洁干净、隔湿并吹干,用小棉签涂布一薄层液体石蜡在根管壁及根面上。

(2) 将嵌体蜡条在酒精灯上烤软并形成与根管粗细、长短相似的锥形蜡条压入根管内,用充填器加压,使蜡填满整个根管。

(3) 将烤热的大头针(或不锈钢丝)插入根管蜡型内,使蜡熔化充满根管。钢丝需插到底,且钢丝的长短、位置均不能妨碍咬合,也要利于除蜡时钢丝能从蜡型中退出,不能偏舌侧,也不能偏唇侧。

(4) 保留金属丝在蜡型内,冷却后取出根内部的蜡型,检查蜡型是否完整。若不完整,应在缺损处加少许熔蜡修整,直到蜡型符合要求为止。

3. 桩冠蜡型蜡核(根外段)的制作 蜡型符合要求根内段要求后,再放回根管内,用蜡刀熔蜡,在冠部逐渐堆塑出冠核蜡型,蜡核要求如下。

(1) 桩根外段蜡型表面距修复体 13 牙冠唇面约有 1.5mm,切缘应留出 1.5~2.0mm、舌面应留出 0.8~1.5mm(根据全瓷或部分瓷覆盖设计而定)、邻面应留出 1.8~2.0mm,使之既不妨碍美观又不影响咬合关系。

(2) 各轴面无倒凹,邻面及唇、舌面颈 1/3 切向聚合 2~5°,以便增加全冠的固位。

(3) 修整蜡核,使各轴面向根面移行形成一整体,待蜡型硬固后取出整个蜡型,放在湿润的脱脂棉上。

(4) 洗净根管、隔湿、消毒、吹干,用牙胶暂封根管口。

(5) 将蜡核切端外的不锈钢丝均匀加蜡(加粗至 1.5mm),使之成为铸道,然后用蜡将铸道固定在成型座(可用蜡制作)上,待包埋和铸造。

【注意事项】

1. 根管预备时要求根管壁无倒凹。

2. 根内段蜡型完整,尽量与根管壁密合。

3. 蜡核(根外段)周围要求留出金属基底及烤瓷冠的厚度。

4. 蜡型完成后放在湿润的脱脂棉上,不能用手触摸,以免变形。

【结果评定】

1. 根内段蜡型的完整性及与根管壁的密合程度。

2. 蜡核的形态、大小(是否留出金属基底及烤瓷冠的厚度)。

3. 制取蜡型后的根管处理情况。

实训十三 后牙铸造固定桥的蜡型制作(6 学时)

【目的和要求】

1. 加深对固定桥适应证和涉及原则的理解。

2. 熟悉后牙铸造金属全冠牙体预备的方法和步骤。

3. 掌握铸造金属全冠固位体固定桥的蜡型制作方法和步骤。

【实训内容】

在做好牙体预备的工作模型上,采用间接法制作固位体、桥体的蜡型。

【实训用品】

16 缺失的实训牙列模型及对颌模型,其他用品参照铸造金属全冠的蜡型制作。

【方法与步骤】

固定桥修复是牙列缺损的常用修复方法之一 固定桥是利用缺牙间隙两端或一端的天然牙或牙根作为基牙,在其上制作固位体,并与人工牙连接成为一个整体,借黏固剂将固位体黏固在基牙上,患者不能自行摘戴的修复体,由于其结构与桥梁相似,故称之为固定桥。在行使功能时形成一个新的咀嚼单位,患者感到真实、自然,异物感小,易适应;且能充分恢复咀嚼功能和发音功能,坚固耐用,因而为广大患者所接受。但由于对基牙的选择要求严格,磨切基牙组织较多,患者不能自行摘戴,自洁性差,制作复杂,且损坏后不易修理等原因,限制了适用范围。故牙齿缺失数目较多者不能选择。

固定桥在行使咀嚼功能时,所承受的力主要由基牙承担,即基牙要承担自身的𬌗力和分担桥体的𬌗力。基牙的这种承受额外𬌗力的能力,是固定桥修复的生理基础,即牙周储备力。基牙承担𬌗力的大小取决于基牙牙周组织的面积和健康状况。因此,临床上常用牙周膜面积的大小来衡量临近缺牙区的天然牙是否能作基牙或作为选择基牙数目的依据。

1. 组成 固定桥由固位体、桥体和连接体三部分组成(图2-30)。

(1) 固位体:是指在基牙上制作的嵌体、部分冠和全冠等。它与桥体相连接,并通过黏结剂与基牙稳固地连接在一起,以获得良好的固位。其作用不但要对抗本身因受𬌗力而可能产生的脱位力,而且还要对抗由桥体传递而来的𬌗力所造成额外的机械脱位力。因此,在制作固位体时,固位体要有良好的固位力及支持力;各固位体应具有共同就位道。制作固位体材料与口腔组织具有良好的组织相容性,另外,还要求修复体具有一定的强度,这样,固位体才能抵抗最大咀嚼力而不被破损,有利于基牙的牙周组织健康。

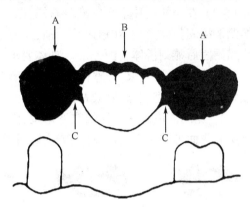

图2-30 固定桥的组成
A. 固位体;B. 桥体;C. 连接体

(2) 桥体:即人工牙,是固定桥上修复缺失牙的解剖形态和生理功能的部分,为患者要求修复的部分。桥体的两端或一端与固位体相连接。其作用是将所受𬌗力通过连接体传递给固位体和基牙。因此,要求制作桥体的材料既要符合美观的要求,还要具备一定的强度,才能承受𬌗力,恢复咀嚼功能。

(3) 连接体:是指固定桥的桥体和固位体之间的连接部分。因其连接方式不同而分为固定连接体和可动连接体。固定连接体是用整体铸造法或焊接法将固位体与桥体连接成整体;可动连接体则是通过桥体一端的栓体与固位体一端的栓道相嵌合,形成一可动的连接体。

2. 牙体预备 根据固位体的设计形式进行牙体预备,若设计铸造金属全冠(后牙)作为固定桥的固位体,则基牙预备方法同铸造全冠的牙体预备。若设计铸造金属3/4冠(前牙)作为固定桥的固位体,则基牙预备方法同铸造3/4冠的牙体预备。制备后的各基牙应有共同就位道。

3. 工艺制作 目前临床制作固定桥的金属桥架多采用整体铸造法完成,省工省时,若为长桥,可分段铸造再行焊接,以避免金属收缩变形。首先制作固位体的蜡型,按照𬌗关系完成固位体蜡型。待固位体蜡型完成后,准备制作桥体蜡型。

根据固定桥制作工艺不同可分为烤瓷熔附金属固定桥、铸造金属固定桥、锤造固定桥。其中铸造固定桥的固位体多采用铸造全冠(后牙)或铸造3/4冠(前牙),桥体多为金属与树脂联合桥;由于铸造固定桥暴露的金属颜色与邻牙差距过大,不易被患者接受,临床应用已逐渐减少。

本实训以金属桥架整体铸造法为例介绍其制作方法步骤。

1. 设计16缺失 以17、15为基牙,用铸造金属全冠作为固位体进行双端固定桥修复。

2. 牙体预备 教师在模型上演示讲解牙体预备的要求及要点。

3. 制作可卸式代型及上𬌗架的方法和步骤 参照铸造金属全冠的蜡型制作。

4. 蜡型的制作 固位体蜡型的制作可参照铸造金属全冠的蜡型制作。桥体蜡型的制作步骤如下：

（1）在可卸石膏工作模型的缺牙牙槽嵴处垫上基托蜡片，使与对颌牙间隙留出约 2mm 的间隙。

（2）在桥托蜡片上涂层液状石蜡，取一块大小合适的嵌体蜡，烤软后置于基托蜡上，加熔蜡链接固位体蜡型，在蜡未硬固前，用浸透水或涂过液状石蜡的对颌模型取得咬合关系，待蜡硬固后雕刻桥体𬌗面外形。具体要求：

1）按照设计要求，修整桥体的解剖形态以及与固位体的正确的接触关系；在与固位体接触的邻面，蜡型应适当向龈方延伸以加强连接。

2）连同固位体一起仔细取下蜡型，检查其厚度是否合适；如过薄或过厚，都可以在桥体蜡型的龈面加添蜡以增加厚度，或去除过厚的部分。

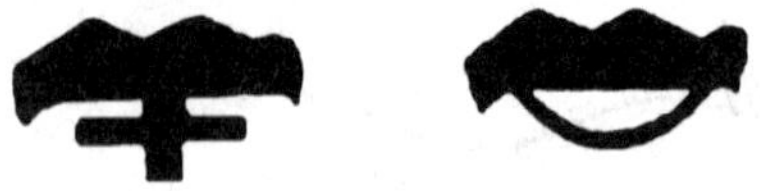

图 2-31　后牙桥体铸造𬌗面

3）然后在桥体龈面做与树脂连接的固位装置如"U"形或"十"形（图 2-31），然后将模型缺牙区的垫底材料去除，仔细将蜡型循就位道方向戴入模型，检查非金属部分固位装置离开缺失牙牙槽嵴顶是否有 1mm。然后用棉球蘸温水，轻轻擦洗固定桥蜡型表面使之光滑。

【注意事项】

1. 必须用冠桥专用蜡进行固定桥蜡型的制作，使用时注意不要受污染，而且还不能与其他蜡混合使用。

2. 加蜡时，温度不宜过高，以恰好熔融为准。

3. 修改蜡型时，所用的器械温度不宜过高。

4. 应避免局部蜡型过薄，防止出现菲边。

【结果评定】

1. 代型处理情况。

2. 浸蜡情况。

3. 加蜡雕刻牙尖、𬌗面窝沟及与邻接关系。

4. 与对颌咬合情况。

5. 蜡型厚度是否均匀、蜡型表面光洁度情况。

实训十四　前牙烤瓷熔附金属固定桥的蜡型制作(6 学时)

【目的和要求】

1. 了解前牙金属烤瓷固定桥基牙牙体预备的方法和步骤。

2. 掌握前牙金属烤瓷固定桥固位体和桥体的蜡型制作方法和步骤。

【实训内容】

在做好牙体预备工作模型上,采用间接法制作固位体、桥体的蜡型。

【实训用品】

11 缺失的实训牙列模型及对颌模型,其他用品参照烤瓷熔附金属全冠的蜡型制作。

【方法与步骤】

金属烤瓷固定桥是用金属制作固定桥的底层桥架,于其上用瓷恢复缺失牙的解剖形态和生理功能。它具有瓷质硬,耐磨损,色泽近似于天然牙,美观,化学性能稳定,不易腐蚀变色,生物相容性良好,不刺激口腔组织等优点。金属桥架可提高固定桥的机械强度,克服瓷有脆性的弱点。

1. 牙体预备　一般按金属烤瓷全冠预备的原则和要求预备基牙,若基牙牙冠大部分缺损并已经过完善的根管治疗者,则可先制作金属核桩并黏固于根管内,再按要求预备基牙外形。预备基牙时应注意设计基牙的共同就位道和增加固位体的固位力。

2. 制作工艺　金属烤瓷固定桥制作过程与烤瓷熔附金属全冠基本相同,区别在于桥体与连接体的设计方面。桥体与固位体之间的连接体应位于天然牙接触点的位置,为保证强度,亦可将连接体延伸到接近切缘或𬌗面附近;连接体四周应呈平缓的曲面,不能形成锐角或狭缝(图 2-32);其龈端应留出足够的龈间隙,利于恢复良好的桥体外形和保持清洁;连接体应稍靠近舌侧,尤其是前牙和前磨牙区,以免唇颊面牙间隙瓷层过薄透露金属色泽影响美观。

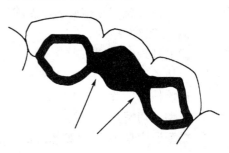

图 2-32　前牙固定桥连接体呈平缓曲面

金属基底桥架包括固位体的基底冠和桥体基底。制作金属基底桥架有整体铸造法和分段焊接法,前者采用间接法完成固位体与桥体的金属基底层蜡型并连接后,进行整体铸造,是目前所普遍使用的方法。分段焊接法是固定桥完成固位体、桥体蜡型后,切割成若干段分别包埋和铸造,完成铸造后再行焊接形成金属桥架。其优点是可避免整体铸造时固定桥金属基底桥架的收缩。该制作方法适用于固定桥长桥和牙列间隔缺损的固定桥制作。

本实训以整体铸造法为例来完成前牙烤瓷熔附金属固定桥的蜡型制作,具体步骤如下:

1. 设计　11 缺失,以 21、12 为基牙,用烤瓷熔附金属全冠作为固位体进行双端固定桥修复。

2. 牙体预备　教师在模型上演示讲解牙体预备的要求及要点。

3. 制作可卸式代型及上𬌗架的方法和步骤　参照烤瓷熔附金属全冠的蜡型制作。

4. 蜡型的制作　固位体基底蜡型制作的方法同烤瓷熔附金属全冠基底基本相同,但其邻接区需用金属恢复,以便于桥体相连接。桥体金属基底的外形设计与固位体基底的外形基本相同,一般设计为实体。桥体蜡型的制作步骤如下:

(1) 在可卸石膏工作模型上涂液状石蜡,取一块大小合适的嵌体蜡,烤软后置于缺牙间隙,加熔蜡连接固位体蜡型,在未硬固前,用浸透水或涂过液状石蜡的对颌模型取得咬合关系,待蜡硬固后雕刻桥体外形,再根据烤瓷熔附金属全冠的回切方法进行回切,回切后达到的要求:①保留瓷层厚度:凡被瓷层覆盖的金属基底表面应留出 1~1.5mm 的空隙(包括唇面、切缘、部分舌面和邻面),以保证固位体和桥体表面的瓷层厚度均匀一致。②桥体龈端间隙:桥体龈端与牙槽嵴黏膜之间应留出约 1mm 空隙,由瓷层恢复龈端形态。③连接体位置:应位于天然牙接触点的位置,亦可将连接体延伸到接近切缘附近以保证强度;连接体四周呈平缓的曲面;其龈端留出足够的龈间隙,利于恢复良好的桥体外形和保持清洁;连接体要稍靠近舌侧,以免唇颊面牙间隙处瓷层薄而透露金属色泽影响美观。

(2)蜡型制作完成后,顺就位道相反方向取下蜡型,检查各部分是否符合要求,然后用棉球蘸热水,轻轻擦洗固定桥蜡型表面使之光滑。

【注意事项】

1. 必须用冠桥专用蜡进行固定桥蜡型的制作,使用时注意不要受污染,而且还不能与其他蜡混合使用。

2. 加蜡时,温度不宜过高,以恰好熔融为准。

3. 修改蜡型时,所用器械温度不宜过高。

4. 固位体金属基底蜡型的厚度均匀一致,不少于 0.3mm,表面光滑圆钝。

【结果评定】

1. 代型处理情况。

2. 浸蜡情况。

3. 连接体的位置。

4. 蜡型回切情况。

5. 蜡型厚度是否均匀、蜡型表面光洁度情况。

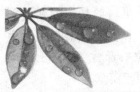

第三篇　活动义齿修复实训

第1章
可摘局部义齿实训

实训一　制取印模和灌注模型(4学时)

【目的和要求】

1. 了解印模材料和模型材料的性能特点。

2. 熟悉制取印模时医生和患者的体位。

3. 熟悉如何选择托盘。

4. 掌握制取印模和灌注模型的方法。

【实训内容】

1. 讨论印模材料和模型材料的性能特点。

2. 学习如何选择托盘。

3. 学生互相制取印模。

4. 灌注模型的方法。

【实训用品】

弯盘、口镜、镊子、探针、口杯、有孔托盘、酒精灯、火柴、藻酸盐印模材料、石膏粉、橡皮碗、调拌刀、技工钳、模型修整机。

【方法和步骤】

1. 讨论印模材料和模型材料的性能特点　根据所学理论讨论。

2. 学生两人一组口腔检查，选取托盘，互取印模。

（1）印模的种类：分为两种，即解剖式印模和功能性印模。

1）解剖式印模：此类印模是在承托义齿的软硬组织处于静止状态时取得的印模，是一种无压力印模。选用适当的托盘和印模材料，按正确的方法取模可准确地将牙齿、牙槽嵴等解剖形态印下来。根据此种印模制作义齿对牙齿和其他支持组织均不产生压力，可用于牙支持式义齿的设计。在义齿发挥功能时，大部分殆力由牙承担，所以基托的伸展可略少些，但外形一定要好。如用于黏膜支持式义齿基托则应尽量伸展，咀嚼时殆力主要分散在黏膜下组织，为了增强支持，不妨碍承托区组织的生理功能，基托可尽量伸展，减少单位面积内黏膜的负荷。在取印模时，可以模仿周围组织的正常生理活动，进行肌功能整塑使印模材料充满皱襞区。让患者大张口、吞咽、舌伸向口外并左右摆动等进行肌功能修整，称主动肌功能修整。也可由医生进行修整，既被动肌功能修整，医生轻拉患者唇、颊部、上颌向前、向下、下颌向前、向上拉动，医生与患者密切配合，方可取得良好的印模。

2）功能性印模：此类印模是在压力下取得的印模，适用于混合支持式义齿如单侧或双侧游离端缺失。此种义齿在发挥功能时，鞍基远端下沉比基牙近端多，结果使基牙受到向远中牵拉的扭力。但目前还没有一种材料能在取印模时同时能取得牙列的解剖形态和缺牙区黏膜在功能下的外形。因此取压力印模可部分弥补鞍基远端下沉过多的问题。

（2）取印模的方法

1）操作前准备：准备检查器械和口杯。

调整体位：医生站立于患者的右前方或右后方。调整牙椅靠背和头靠，使患者头部直立，同时让医生肘部与患者口腔基本等高，张口时使𬌗平面与地平面平行。

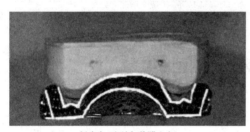

托盘与牙列和黏膜之间
有3~4mm间隙

图3-1　托盘的选择

选择托盘：选择大小和形状合适的有孔托盘，要求与患者牙弓内外侧间均有 3～4mm 间隙，以容纳模型材料；翼缘不超过黏膜皱襞，以免影响软组织活动；上颌托盘后缘应覆盖上颌结节和颤动线，下颌则盖过磨牙后垫（图3-1）。如果托盘形状与牙弓局部不符，可用技工钳修改局部；边缘不足，可用蜡片加长。

2）制取印模

取上颌印模：取适量印模材料于橡皮碗内，加适量水后以调拌刀快速搅拌均匀，置于托盘内；操作者位于右后方，左手持口镜牵拉患者左侧口角，右手将托盘自左侧旋转放入口内，托盘手柄对准牙列中线，均匀轻压，使托盘就位，做肌功能修整，医生以手指固定托盘。取上颌印模时，右手食指、中指置于前磨牙区，拇指拖住托盘柄。待印模材料凝固后，取出托盘，检查印模是否清晰、边缘是否完整，有无气泡以及边缘是否伸展足够等。以清水冲净印模，甩干备用。

取下颌印模：同法调拌印模材料，置于托盘内，操作者位于右前方，放入口内，是托盘就位后，右手拇指、食指置于前磨牙区，其余手指拖住下颌下缘。

3. 灌注模型

（1）调拌石膏：取适量水于橡皮碗内，缓慢加入熟石膏粉，水、粉比例约为 1∶2，用石膏调拌刀搅拌均匀，振动橡皮碗以便排出气泡。

（2）灌模：用调拌刀取少量调好的石膏置于印模的腭顶或舌侧高处，左手持托盘轻轻振动，使石膏缓慢流入印模牙冠处，继续注满石膏。多出的石膏堆于玻璃板上，翻转印模于石膏堆上，轻压，并且使托盘底于玻璃板平行，修去周边多余的石膏，静置半小时。

（3）脱模：石膏初步凝固后，以调拌刀修去多余的石膏和下颌舌侧突出部分；轻敲托盘边缘，顺牙长轴方向脱膜，使模型与印模分离。

（4）修整模型：修去模型上多余的石膏小瘤，再将模型置修整机上，按要求磨除周围多余石膏，按咬合关系对好上下颌。

【注意事项】

1. 取印模前应嘱患者漱口、清洗口腔，以保证印模的清晰。

2. 体位须正确,尤其是患者的体位,以免取上颌印模时多余的印模材料刺激软腭,引起患者恶心。

3. 取模过程中须稳定,以免影响印模的准确性。

4. 脱模时要防止石膏模型牙冠折断。

【结果评定】

1. 评定学生对取印模操作技能的掌握情况。

2. 评定学生对调拌石膏和灌模操作技能的掌握情况。

实训二　制作可摘局部义齿的口腔准备(4学时)

【目的和要求】

1. 熟悉制作可摘局部义齿的口腔准备。

2. 掌握支托凹及隙卡沟制备的方法和要求。

【实训内容】

1. 口腔检查。

2. 6缺失的可摘局部义齿的修复设计。

3. 支托凹的制备。

4. 隙卡沟的预备。

【实训用品】

口腔检查器械盒、仿头模、石膏模型、台式电钻、长柄砂石。

【方法和步骤】

1. 口腔检查　经过临床检查,了解口腔情况后,根据检查结果做出诊断和治疗计划,必要时要进行修复前的口腔准备。

对义齿修复不利者如乳牙、畸形牙、错位牙、牙冠严重破坏的余留牙、残根可以拔除;松动牙则要分析松动的原因、牙周破坏程度、咬合情况确定有无保留价值;牙体、牙周组织、牙位正常的孤立牙原则上予以保留;关键位置上的孤立牙应尽量保留,以避免形成游离端缺损;基牙有牙体病、牙髓病、牙周病者应先治疗,待牙体、牙髓病治愈后,再进行局部义齿修复。

缺牙间隙的残根、骨尖应予以去除,对颌牙伸长者应磨短,必要时先进行牙髓处理再大量调磨;近缺隙两端牙齿倾斜、邻面倒凹过大者应按共同就位道磨改形态,以利就位;软组织如系带附着近牙槽嵴顶,不利基托伸展和排牙的,应予以矫正;有炎症、溃疡或其他黏膜病,应先进行相应治疗。

(1)体位调整:调整仿生头模为上颌治疗位,并将石膏模型固定于头模上。

(2)口腔检查:左手持口镜牵拉口角,右手持探针或弯镊进行口腔检查。主要检查余留牙情况、缺牙部位和数目、缺隙牙槽嵴情况以及咬合关系等。

2. 义齿设计　修复设计根据检查结果,按照可摘局部义齿的设计原则,全面分析,做出合理设计。

3. 牙体制备

(1)去除过大倒凹:如果余留牙(尤其是基牙)存在过大倒凹,影响义齿就位,则须用砂石磨去。

（2）调整咬合：如果余留牙存在过锐牙尖或过高的边缘嵴，可用砂石修整；缺隙处对𬌗牙伸长时，也应一并调磨。

（3）制备𬌗支托凹：目的是安放𬌗支托，在基牙相应的部位作必要的牙体磨除，使𬌗支托就位后不妨碍咬合，并与边缘嵴的外形相协调。

预备原则：

1）𬌗支托凹一般预备在缺隙两侧的𬌗面近、远中边缘嵴处。

2）若上下颌牙的咬合过紧或牙本质过敏时，不要勉强磨出支托凹，可适当调磨对颌牙，少磨基牙。

3）支托凹的位置尽量利用上下颌牙咬合状态的天然间隙，也可设在不妨碍咬合接触处。

4）在保证铸造支托强度的前提下，尽量少磨牙体组织。

5）铸造支托呈三角形或匙形，有一定的长度、宽度、深度，支托凹底与基牙的长轴垂线呈20°斜面。

预备方法：使用刃状或轮状砂石在5的远中边缘嵴上，长为1/3近远中径，宽为1/2颊舌径；7的近中边缘嵴上长为1/4近远中径，宽为1/3颊舌径，深为1~1.5mm的要求磨出支托凹的形状和深度。制备后达到正中𬌗关系下，用探针检测或咬蜡片法检测是否达到要求。所磨部位用橡皮轮抛光，以防龋齿。

（4）制备隙卡沟：隙卡沟位于两个相邻牙面间的外展隙区，呈U形，沟底稍平，在颊舌外展隙处应圆钝。

制备原则：

1）隙卡沟位于基牙与相邻两牙的𬌗外展隙区，能容纳隙卡，尽量利用天然间隙或少磨牙体组织，沟的深度不破坏接触点。深度和宽度可依据牙的大小与所选卡环丝的粗细而定，一般以0.9~1.0mm为宜，注意侧向𬌗时隙卡沟有足够的深度，必须时可磨除对𬌗牙牙尖，以获得足够的间隙。

2）沟底应稍平，不应制备成楔形，以防相邻两牙遭受挤压而移位，在颊舌外展隙的转角处应圆钝，以延长卡环寿命。

制备方法：用刃状砂石在基牙与邻牙的两牙之间的𬌗外展隙处，按要求磨去少量牙釉质，注意勿破坏两相邻牙的接触点，𬌗外展隙与颊舌外展隙交界处应圆钝，防止形成楔形使基牙和邻牙移位。如利用天然间隙也必须修整沟底，使之与卡环丝一致。最后抛光防龋。如咬合紧、空间小，磨改较多基牙牙体组织后仍未获得足够间隙，可适当调磨对颌牙尖。

4. 制取印模参照实训一。

5. 灌注模型参照实训一。

【注意事项】

1. 注意正确体位的养成。

2. 按照可摘局部义齿的设计原则作出合理设计。

3. 制备支托凹时，充分利用天然间隙，尽量少磨除牙体组织。

4. 预备隙卡沟时不能损坏邻接关系，底部应圆钝。

【结果评定】

1. 评定学生对口腔检查技能的掌握情况。

2. 评定支托凹及隙卡沟预备的情况。

实训三 可摘局部义齿的模型观测与填塞倒凹(8学时)

【目的和要求】

1. 了解观测仪的结构、功能。
2. 掌握模型设计原则。
3. 掌握模型观测仪的使用方法。
4. 掌握填倒凹的方法。

【实训内容】

1. 认识观测仪各个组成部件及特点。
2. 用模型观测仪在石膏工作模型上画出义齿设计范围内的导线,并根据导线填补倒凹。

【实训用品】

模型观测仪及其附件、石膏工作模型、红蓝铅笔、雕刻刀、黏固粉调拌刀、加色人造石(或磷酸锌黏固粉)、小排笔、毛巾、小橡皮碗等。

【方法和步骤】

1. 认识观测仪的结构 不同的观测仪具有不同的结构,但都有共同的构件。

观测仪一般由支架、观测台、分析杆及附件组成(图3-2)。支架包括基座、支柱、横臂。基座又称为平台,表面光滑有利于观测台在其上自由滑动,其上可放置观测台,并在一侧边缘与支柱相连。支柱又称为垂直支柱,位于基座的一侧,垂直于基座,并与横臂相连。横臂又叫水平杆,与支柱相连,与基座平行,横臂的一端上有多个活动关节,便于观测臂在水平方向灵活移动。观测台放置在基座上,用来安放和固定模型,有一活动关节,能做旋转,可使台面做前后左右不同方向和角度的倾斜,从而使模型可以向需要的方向倾斜,倾斜度确定后可用台面下的旋钮固定。分析杆上端与横臂连接,且与之垂直,可垂直升降,下端附有一夹持器,可固定在观测过程中需要的观测用具,分析杆也必须能流畅地进行升降运动,分析杆下面的工具夹,用来固定观测仪的附件。观测仪的附件包括:测量规、描记铅笔芯与笔芯鞘、倒凹量规、铣刀、锥度规等(图3-3)。测量规是使用观测仪操作时,先测量余留牙(特别是基牙)及牙槽嵴倒凹的状况,并用于决定义齿就位道方向的直而细的金属棒。描记铅笔芯为普通的铅笔芯,描记观测线时安装在分析杆上,为防止笔芯的折断,增加了套管状的金属鞘,称为笔芯鞘。倒凹量规:是直而细的金属棒,前端带有金属盘,盘缘与金属棒间距有0.25mm、0.5mm、0.75mm三种常用规格,用来测量基牙倒凹的深度。铣刀一端为圆柱状金属杆与分析杆连接,另一端为刀刃状,填塞倒凹后,使用铣刀消除过剩的填塞倒凹材料。锥度规一端为圆柱状金属杆与分析杆连接,另一端为下细上粗的锥形金属杆,锥度通常有2°、4°与6°三种规格,使用锥度规消除过剩的填塞倒凹材料,切削面可形成与锥度规相同的角度。

2. 使用观测仪,测绘导线

(1) 检查模型:要求模型完整,无气泡,咬合关系好;如有石膏小瘤,则应修除。对好上、下颌模型,作出咬合标志线。

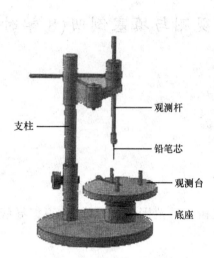

支柱

观测杆

铅笔芯

观测台

底座

图 3-2　观测仪的结构

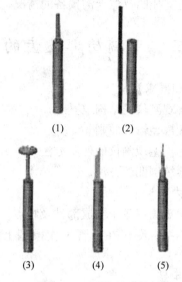

(1)　　　(2)

(3)　　(4)　　(5)

图 3-3　观测仪的附件

(1)测量规;(2)描记铅笔芯与笔芯鞘;

(3)倒凹规;(4)铣刀;(5)锥度规

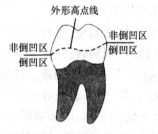

外形高点线

非倒凹区

非倒凹区

倒凹区

倒凹区

图 3-4　观测线

(2)测绘导线:将修好的各种模型固定在观测仪上,采用平均倒凹法,根据选择就位道的原则,调整观测台,使基牙长轴与分析杆接近平行(垂直向就位),固定工作台,转动分析杆,在基牙上画出导线(图 3-4)。

3. 填塞倒凹　填塞倒凹是用石膏或倒凹蜡填补余留牙颈部附近及黏膜组织上妨碍义齿就位的倒凹。模型设计完成后,应对基牙和口腔其他组织上的不利倒凹进行处理,以防义齿的坚硬部分进入倒凹区,影响义齿的摘戴。

(1)填塞倒凹的目的

1)消除妨碍义齿就位的倒凹,确保义齿顺利就位,提高戴牙效率。

2)消除基托对龈乳头,软、硬组织突起的压迫。

3)避免基牙与基托之间形成过大的间隙。

(2)填塞倒凹的部位

1)靠近缺隙的基牙、邻牙邻面的倒凹,颊侧不应超出颊轴面角(图 3-5)。

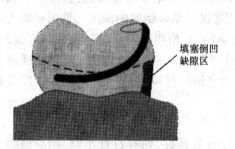

填塞倒凹缺隙区

图 3-5　填塞靠近缺隙的基牙邻面的倒凹

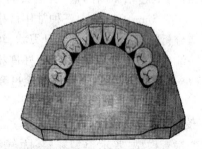

图 3-6　填塞余留牙舌侧的倒凹及龈缘区

2)基牙覆盖区内所有余留牙舌(腭)侧的倒凹及龈缘区(图 3-6)。

3）妨碍义齿就位的软组织倒凹。

4）基托覆盖区的骨尖处、硬区及未愈合的伤口。

5）义齿设计范围内小气泡造成的模型缺损处。

6）高拱的腭皱襞。

7）必要时还可填补基牙颊侧部分倒凹,如 RPI 卡环中的 I 杆接触点下方倒凹。

（3）填塞倒凹的材料:填塞倒凹常用的材料有熔蜡,也有将蜡和黏土混合,还可用磷酸锌黏固粉、石膏、人造石或其他填凹的材料。若用石膏或人造石进行填凹,最好加入少许色素,以便与石膏模型区别,且工作模型需浸湿。若用蜡填凹,工作模型需干燥。

（4）填倒凹具体方法:取下模型浸泡于水中,充分吸水;然后取出模型并用干毛巾轻轻吸干表面水分。用黏固粉调拌刀在小橡皮碗内调拌着色的人造石膏粉,调拌均匀后,用调拌刀挑起适量人造石糊剂填入牙冠轴面与牙龈的两条观测线之间,从龈缘向秴方进行填补。填塞牙冠轴面倒凹时,应注意刀面与就位道保持一致。待石膏初凝后,用小排笔刷洗多余的石膏,并用雕刻刀修去过多的填补料,同时补上不足之处。观测线以上的非倒凹区,尤其是秴支托凹内若有填塞的人造石粉,需清除干净。

人造石初步凝固后进行精修。将模型放回到观测仪的观测台上,按模型的设计原则,顺就位道方向,用带刃的分析杆去除多余的填凹材料,但要求适量、适度。也可使用锥度规修整填塞处,牙冠长的基牙采用2°锥度规,牙冠短的基牙采用6°锥度规。

4. 画标志线　根据导线,用红蓝铅笔画出各类标志线:蓝线表示金属支架,红线表示基托边缘线。

【注意事项】

1. 注意模型的完整性。

2. 填倒凹前模型要充分吸水。

3. 填凹材料稀稠度要适当。

4. 填补石膏不宜过多,严格按照设计要求进行。

【结果评定】

1. 评定观测仪的正确使用情况。

2. 评定填倒凹的部位和方法的掌握情况。

实训四　可摘局部义齿的支架弯制技术(18 学时)

【目的和要求】

1. 熟悉弯制卡环的各种器械,初步掌握使用方法。

2. 掌握秴支托和卡环的弯制方法。

【实训内容】

在工作模型上按设计标志线弯制秴支托和卡环。

【实训用品】

牙列缺损工作模型、弯丝钳、平头钳、三头钳、日月钳、切断钳、雕刻刀、蜡刀、蜡片、酒精灯、火柴、18 号及 20 号不锈钢丝、台式电钻、锡焊器材、红蓝铅笔等。

【方法和步骤】

弯制法是目前临床上制作支架的方法之一,是利用一些手工机械对不锈钢丝和杆进行弯制,形成所需的卡环和连接杆。弯制的卡环臂具有弹性好、易调改、物美价廉等优点。

1. 常用不锈钢丝及器械

（1）常用的不锈钢丝的型号、用途如表3-1。

表 3-1　常用的不锈钢丝的型号、用途

	型号	直径	用途
1	22 号	0.7mm	一般用于制作前牙卡环
2	21 号	0.8mm	
3	20 号	0.9mm	一般用于制作前磨牙、磨牙卡环
4	19 号	1.0mm	一般用于制作磨牙卡环
5	18 号	1.2mm	一般用于压扁后弯制𬌗支托

（2）弯制常用的器械:有小尖头钳、三头钳、切断钳、三德钳、日月钳、弯杆钳等各类技工钳。

1）三德钳:也称三用钳,是最常用、一钳多能的口腔修复用技工钳,用于弯制各种卡环。喙的背部较宽,喙的头部逐渐变细而圆,并有齿纹以便于夹住钢丝,喙的腹部有切刃,可切断钢丝,腹部的圆孔,可用于2.0mm 直径以下钢丝的转弯。钳的两侧背部外形,可便于钢丝的圆缓或直角转弯。三德钳的优点是夹持钢丝较稳,缺点是易造成钢丝损伤(图3-7a)。

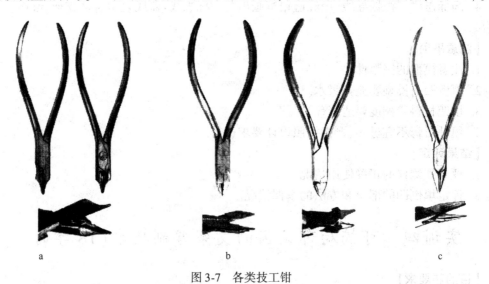

图3-7　各类技工钳
a. 三德钳;b. 弯丝钳;c. 大弯钳

2）弯丝钳:又名尖嘴钳,钳头有两个短喙,一方一圆,末端变细。主要用于弯制卡环、加强丝等。使用灵活,对金属丝的损伤小(图3-7b)。

3）日月钳:又名大弯钳,两个钳喙较长,一喙为圆柱形,另一喙的截面为新月形。主要用于弯制卡环、𬌗支托和调整连接杆弧度等。弯制时较省力,对金属丝损伤小,但不如弯丝钳灵活(图3-7c)。

4）三喙钳:又名小三头钳,有三个喙,一侧两个,一侧一个。主要用于在金属丝的较短距离上,做较大角度的弯曲,如弯制卡环的连接体和加强丝。对金属丝损伤较大,金属丝上常留有钳夹痕迹(图3-8a)。

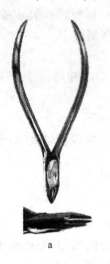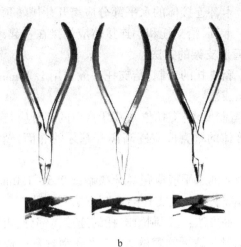

图3-8 各类技工钳

a. 三喙钳;b. 平嘴钳

5)平嘴钳:两喙长、扁平,在两喙的接触面上有齿纹的叫有齿平钳,无齿纹的叫无齿平钳。主要用于调整金属丝的弯曲度、靠拢两金属丝之间的距离,也可用来弯制𬌗支托(图3-8b)。

6)切断钳:又名刻断钳,喙较短,两刃锋相对。用于切断金属丝(图3-9a)。

7)杆钳:又名大三头钳,有三个喙,柄和喙均粗壮。用于弯制连接杆(图3-9b)。

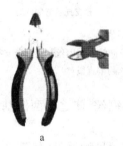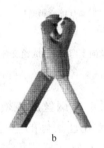

图3-9 各类技工钳

a. 切断钳;b. 杆钳

2. 弯制支架的基本原则

(1)严格按照支架的设计要求弯制各种类型的卡环。

(2)弯制卡环时,应缓慢用力,卡环的各转角处应圆钝,避免形成锐角。金属丝最好一次弯制完成,勿反复弯折钢丝的同一部位,以免钢丝受损折断。

(3)尽量选用对钢丝损伤小的器械,减少钳夹的痕迹。

(4)卡环与模型轻轻接触,尤其弯制卡环臂、卡环体和𬌗支托时,不能损坏模型,以免影响义齿就位。

(5)卡环臂应呈弧形,与模型贴合,弹性部分应位于基牙倒凹区,坚硬部分及卡环体应位于基牙非倒凹区,以免影响义齿的固位和稳定。

(6)卡环臂尖端应圆钝,防止义齿摘戴时损伤软组织;卡环臂尖端不能抵靠邻牙,以免卡环弹跳影响就位。

（7）卡环各部分不能影响咬合。

（8）卡环连接体的水平部分应离开牙槽嵴顶0.5～1.0mm,以便能被塑料完全包埋。

（9）卡环、殆支托和小连接体应焊接在一起,并完全包埋在塑料中。

3. 弯制支架的方法

（1）殆支托的弯制:殆支托一般选用1.20mm不锈钢丝压扁或锤扁,或成品殆支托扁钢丝弯制而成。

1）弯制要求:支托位于基牙殆面的部分应与支托凹完全密合。

连接体的垂直段应逐渐离开基牙的邻面,越接近龈端离开的程度越大,以免进入基牙倒凹区。

连接体的水平段应距离牙槽嵴顶0.5～1.0mm。

2）弯制方法:殆支托的弯制方法有两种。

第一种方法:先弯制殆支托的连接体部分,再弯制殆面部分。弯制步骤如下:

首先目测缺牙间隙的大小,将扁钢丝弯曲成与缺隙相适应的弧形,取稍短于缺牙间隙的一段钢丝,两端向上弯曲约60°,形成殆支托连接体的水平段(图3-10)。

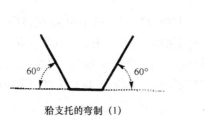
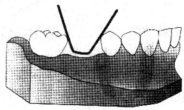

殆支托的弯制（1）　　　　　　　　殆支托的弯制（2）

图3-10　殆支托的弯制

（1）将扁钢丝向上弯曲,形成殆支托连接体的水平段;（2）调整两端钢丝与两端殆支托凹边缘处轻轻接触,形成殆支托连接体的垂直段

将弯制成的弧形扁钢丝放在模型上比试,调整钢丝,使之与两侧基牙殆支托凹边缘处轻轻接触,形成殆支托连接体的垂直段。

用铅笔在钢丝上与支托凹平齐处做标记,钳夹记号稍后处,使钢丝向下弯曲形成殆支托,再次放在模型上比试,调整,使殆支托与支托凹贴合。切断钢丝的多余部分(图3-11)。

将殆支托末端磨成圆三角形,且由殆缘向殆中央逐渐变薄。调整使之与支托凹进一步贴合。

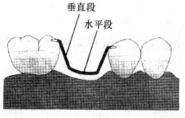

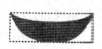

垂直段
水平段

殆支托的弯制（3）　　　　　　　　殆支托的弯制（4）

图3-11　殆支托的弯制

（3）使殆支托与支托凹贴合;（4）殆支托末端磨圆钝,成圆三角形

滴蜡固定殆支托于模型上,滴蜡位置应在连接体的垂直段,不能影响咬合及焊接。

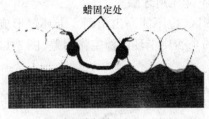

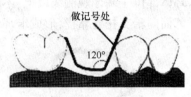

图 3-12 **殆**支托的弯制

(5)滴蜡固定**殆**支托于模型上;(6)**殆**支托的另一种弯制方法

第二种方法:从一端基牙的**殆**面顺序弯制到另一端基牙**殆**面。弯制步骤如下:①用技工钳夹住扁钢丝的一端,所夹长度约与**殆**支托凹长度相等,然后将扁钢丝向下弯曲成钝角,这样就避免了**殆**支托连接体的垂直段进入基牙邻面的倒凹区(图 3-12)。②根据基牙牙冠的高度,在距离牙槽嵴顶 0.5~1.0mm 处,将钢丝呈水平方向弯向另一端,与牙槽嵴顶平行,形成**殆**支托连接体的水平段。③测量缺隙长度,在连接体的水平段取稍短于缺隙长度的一段,做记号,用钳夹住记号稍后部分,将扁钢丝向上弯曲,与水平段约呈 120°夹角。然后在模型上比试,调整使钢丝与另一端基牙**殆**支托凹边缘轻轻接触,在接触点处做记号,钳夹记号稍后处,将钢丝向下弯曲进入**殆**支托凹内。④根据**殆**支托凹的长度切断扁钢丝,将两端**殆**支托末端磨成圆三角形,并使其与**殆**支托凹进一步贴合。⑤滴蜡固定**殆**支托。

3)注意事项:①**殆**支托连接体的水平段距离牙槽嵴顶不宜太远,以免影响排牙。②**殆**支托与支托凹应完全密合,不可使根部与支托凹接触而末端翘起,或末端与支托凹接触而根部不贴合(图 3-13)。

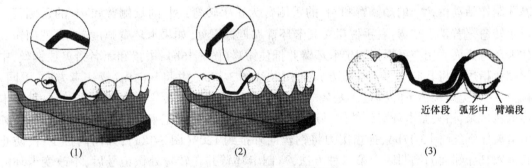

图 3-13 **殆**支托的错误弯制

(1)**殆**支托末端与支托凹接触而根部不贴合;(2)**殆**支托根部与支托凹接触而末端翘起;(3)卡环臂各段在基牙上的位置

(2)Ⅰ型卡环的弯制

1)弯制要求:卡环臂具有水平和垂直两个方向的弯曲,这样即可与设计线一致,又与基牙密合。

Ⅰ型卡环在基牙上的位置。将其划分为三段:近体段、弧形中段和臂尖段,其中近体段和臂尖段在观测线下 0.5~1.0mm,弧形中段在观测线下 1.0~2.0mm(图 3-13)。卡环臂尖端离开龈缘至少 1.0mm,以免刺激牙龈。

舌侧臂多为对抗臂,其在基牙上的位置,应与观测线平齐。

间隙卡环的臂可以较低,甚至可靠近龈缘,但不能压迫牙龈。

卡环体部位于基牙观测线以上,不能进入倒凹区,也不能高出𬌗面。卡环臂形成后,应沿基牙邻面向𬌗支托处靠拢,形成卡环体(图3-14a),否则卡环的稳定作用差(图3-14b)。

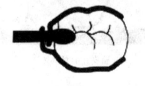 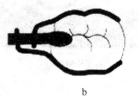

a   b

图3-14   卡环体的弯制

a. 卡环体的弯制;b. 卡环臂形成后不向𬌗支托靠拢

卡环转弯的点一定要标记准确。钳夹位置应在记号以下0.5mm,这样转弯恰好在记号处。

2)弯制方法

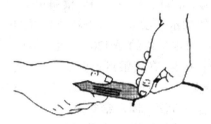

图3-15   卡环臂的弯制

弯制卡环臂:首先目测基牙牙冠弧形的大小,左手握持钢丝,右手握弯丝钳夹紧钢丝的末端,左手中指、无名指、小指夹住钢丝,示指抵在钳喙上做支点,拇指压住钢丝,两手同时向外旋转用力,使钢丝弯曲成弧形(图3-15)。放到模型上比试、调整,使钢丝的弧形与卡环设计线一致,并与基牙贴合。

弯制卡环体和连接体的下降段:卡环臂弯制完成后,放到模型上比试,在转弯处做标记(图3-16a),转弯后形成卡环体和连接体。转弯有正手、反手之分。例如,6| 缺失,以57为基牙制作活动桥,7| 的颊侧臂和5| 的舌侧臂为正手转弯;5| 的颊侧臂和7| 的舌侧臂为反手转弯。若正手转弯:右手握钳夹紧卡环臂靠近标记处,如果卡环臂弧度较小,就用钳夹住卡环臂弧面。用左手拇指固定卡环臂并抵住钳喙(图3-16b),中指和无名指夹住钢丝,中指和示指用力将其向外、向下(龈方)弯曲120°(图3-17a),并将其向内(操作者方向,下同)拉少许,以免连接体下降段进入基牙邻面的倒凹区。若反手转弯有两种方法:第一种将卡环倒转过来,钳夹紧卡环臂的外侧靠近标记处,用左手示指固定卡环臂并抵住钳喙,拇指和中指夹住钢丝(图3-17b),拇指用力将钢丝向外推约120°(图3-18a),并向内拉少许,防止其进入基牙邻面的倒凹区。第二种方法,弯制卡环臂并在转弯处做记号后,不改变卡环的方向,右手握钳,夹紧靠近转弯的记号处,左手示指和拇指捏紧卡环臂,中指、无名指夹住钢丝,中指用力将钢丝向外、向下压约120°(图3-18b),并向外推少许,形成卡环体和连接体的下降段。

弯制连接体的水平段及上升段:连接体的下降段弯制好后,目测缺隙区高度,在适当位置(转弯处)将钢丝向上弯曲,形成连接体的水平段(图3-19a和b)。再目测,钳夹适当的部位,将水平段向上弯曲约90°,形成连接体的上升段。然后放到模型上比试、调整,使水平段与𬌗支托的连接体水平段平行。再将连接体弯制搭在𬌗支托的连接体上,切断多余钢丝,卡环臂尖端磨圆钝。最后在卡环臂末端处滴蜡将其固定在模型基牙上。

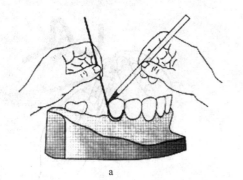
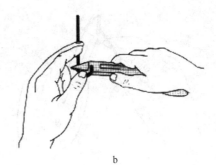

a b

图 3-16 卡环的弯制
a. 在模型上比试合适后,用铅笔做记号;b. 正手转弯一

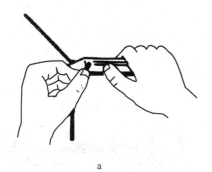
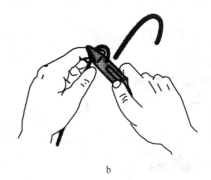

a b

图 3-17 卡环的弯制
a. 正手转弯二,将钢丝向下弯曲120°;b. 反手转弯一(1),钳夹记号处

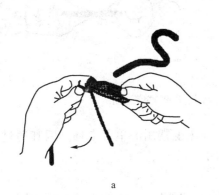
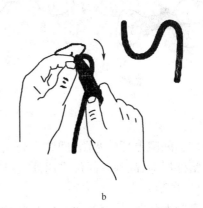

a b

图 3-18 卡环的弯制
a. 反手转弯一,将钢丝向外推约120°;b. 反手转弯二,钳夹靠近记号处,将钢丝向外、向下压约120°

卡环连接体的分布:连接体分布合理,对塑料能起到加强作用,如果连接体分布不合理,将影响塑料的厚度,并妨碍排牙。所以要求卡环连接体与𬌗支托连接体平行,然后横跨,各个卡环臂的连接体相互交叉,避免过多的重叠(图3-20a)。卡环臂也可以联合平行弯制,即由一侧基牙的颊侧固位臂弯至另一侧基牙的颊侧固位臂,同样舌侧对抗臂由一侧基牙弯至另一侧基牙(图3-20b)。如果缺隙处𬌗龈距离较大,可以交叉弯制,即由一侧基牙的

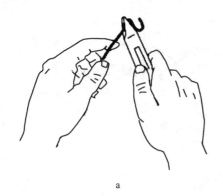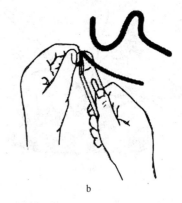

图 3-19 卡环的弯制

a. 正手转弯的水平段弯制,钳夹转弯处,将钢丝向上弯曲;b. 反手转弯的水平段弯制钳夹转弯处,压钢丝向内、向上

颊侧固位臂弯至另一侧基牙的舌侧对抗臂(图 3-20c)。

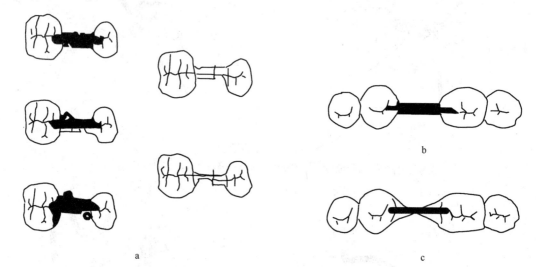

图 3-20 卡环的弯制方法

a. 连接体的分布;b. 卡环的平行弯制;c. 卡环的交叉弯制

(3)间隙卡环的弯制:间隙卡环又称隙卡,是临床上常用的单臂卡环。因其通过两邻牙的𬌗外展隙,故除有固位作用外,还具有支持作用。

1)弯制方法

弯制卡环臂:将钢丝弯制成与基牙牙冠颊面一致的弧形,方法与Ⅰ型卡环相同。然后放在模型上比试,在卡环的近体处做标记,并稍做弯曲,使卡环臂贴靠颊外展隙(图 3-21a)。

弯制卡环体:卡环臂形成后放回模型上比试,在颊外展隙与𬌗外展隙的交界处做记号,用钳夹紧记号稍下方,调整钢丝使其与𬌗面隙卡沟的方向一致。然后,压钢丝向𬌗方弯曲(图 3-21b),并使其与隙卡沟密合。

弯制连接体:在卡环体位于基牙舌边缘嵴处做记号,钳夹记号稍下方,使钢丝沿舌外展隙下降,目测转弯处到舌侧龈乳头的距离,将钢丝向上翘起,放回模型上比试,调整钢丝的走向,沿连接体的设计线逐渐延伸,并使其与模型组织面的形态大体一致,且保持约 0.5mm

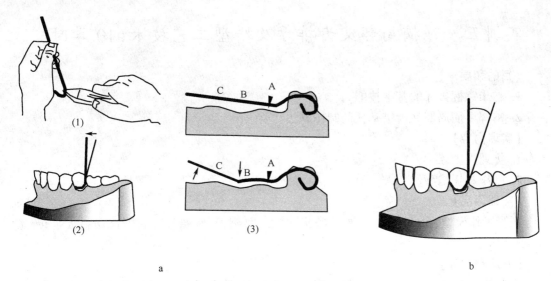

图 3-21 间隙卡环臂的弯制

的距离。为了加强塑料基托的强度,隙卡的连接体通常较长,起到加强丝的作用。

2)注意事项

隙卡的卡环体一定要与隙卡沟密合,以免影响咬合。

连接体不能进入基牙舌侧和牙槽嵴的倒凹区内,以免影响义齿的摘戴。

隙卡多用于前磨牙,可将卡环臂靠近颊侧牙龈,一有利于美观,二可减少对颊黏膜的摩擦。

弯制过程中哪一步弯制不当,就修改哪一步,切勿修改已弯制合适的部分。

连接体转弯处要为钝角,走向尽量与基托的易折线垂直。

连接体的钢丝最好锤扁,埋于塑料基托宽度和厚度的中间,组织面和磨光面均不能外露。

4. 支架的连接 支架弯制完成后,需将所有支架连接成一整体,以免去蜡、填塞塑料时移位。连接方法有:

(1)锡焊法:是支架连接常用的方法。在支架连接体需焊接处滴焊媒(正磷酸)少许,用 20~30W 电烙铁将低熔焊锡熔化,薄薄涂布于支架连接处,注意焊锡不能太多,焊点不能太大,以免影响人工牙的排列和塑料基托的强度。

(2)自凝塑料连接法:调少许自凝塑料,在黏丝早期置于支架连接处,将其固定。

【注意事项】

1. 支架弯制过程中不能损伤模型。

2. 弯制钢丝时,不能反复多次弯曲,以减少钢丝的内应力和疲劳。

3. 支架部分不能影响咬合。

4. 连接材料不宜过多,以免影响排牙及塑料基托的厚度。

【结果评定】

1. 评定弯制支架要点的掌握情况。

2. 评定支架制作质量。

实训五　可摘局部义齿排牙及蜡型工艺技术(10学时)

【目的和要求】

1. 初步掌握排牙的基本技能。

2. 掌握可摘局部义齿蜡基托的制作方法和要求。

【实训内容】

1. 排列人工牙。

2. 制作基托蜡型。

【实训用品】

石膏工作模型、台式电钻、金刚砂磨头、蜡刀、雕刻刀、红蜡片、酒精灯、塑料人工牙、喷灯、咬合纸等。

【方法和步骤】

排牙的基本要求是尽可能恢复患者的自然外观,恢复牙齿的部分咀嚼和发音功能,从而达到保护牙槽嵴和黏膜组织,促进患者全身健康的目的。

1. 人工牙的选择　选牙时应考虑牙的种类、形态、色泽、大小及价格等各方面的因素,根据患者的口腔情况,如牙槽嵴丰满者可兼顾美观和功能,牙槽嵴低平者应多考虑组织保健,同时结合患者的经济条件等,做具体分析,一般是在临床完成。人工牙的种类较多,可根据材质、牙尖斜度、形态等作不同的用途。

(1) 按材质:临床上常用的人工牙根据材质可分为塑料牙和瓷牙两类。

1) 塑料牙的主要成分为甲基丙烯酸甲酯树脂,与瓷牙相比有质轻、韧性好、易磨改,且塑料牙与基托为同种材质制成,结合力好等优点;缺点为硬度小、易磨损、咀嚼功能较差等。

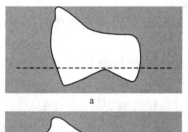

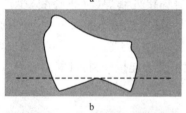

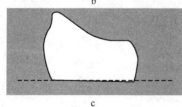

图 3-22

a. 解剖式牙;b. 半解剖式牙;c. 无尖牙

2) 瓷牙的优点为硬度好、耐磨,不易着色,且能较长时间维持稳定的垂直距离,咀嚼效率高等;缺点为与树脂基托连接靠机械式嵌合,因此,结合力差,且瓷牙性脆易崩损,前牙舌面有固位钉,后牙底面和邻面有固位孔,排牙时有一定困难。

3) 金属𬌗(舌)面牙:指的是人工后牙的𬌗面或前牙的舌面部分用不同的金属铸造(或锤造)制作,利用金属固位装置与塑料牙相连接。由于金属硬度大,能承担较大的𬌗力,不易磨损和折裂;但难以磨改调𬌗,且影响美观。

(2) 按牙尖斜度(针对后牙)

1) 有尖牙:根据牙尖斜度的大小可分为解剖式牙和半解剖式牙。

解剖式牙:牙尖斜度约30°,特点是:在牙尖交错𬌗有尖窝交错的广泛接触关系,在非牙尖交错𬌗可以实现平衡咬合(图3-22a)。牙槽嵴高而宽的患者,后牙可选择解剖式牙。

半解剖式牙:牙尖斜度略低,约20°,当患者的牙槽嵴窄且低,但支持作用尚可时选用,并要求适当减小其颊舌径的宽度(图 3-22b)。

2) 无尖牙:即非解剖式牙:牙尖斜度为 0°,𬌗面无凸起出的牙尖,𬌗面仅有沟窝、排溢沟等,上下颌后牙𬌗面间是平面接触(图 3-22c)。其优点是:可减小侧向力,无尖牙使𬌗力主要以垂直方向向牙槽嵴传导,可减少由侧向力造成的义齿不稳定,另外排牙时操作较简单,不要求平衡𬌗。

(3) 按形态

1) 尖圆型:两条颊线自上而下地明显内聚,面型约呈清瘦的三角形。尖圆型面的上中切牙牙颈呈中等宽度;近中、远中面几乎成直线,但不平行;唇面平坦,唇面宽度自切缘到颈缘逐渐变窄;近中线角较锐。

2) 卵圆型:两侧颊线自颧骨起呈向外凸形,面型圆胖,颏部略尖,下颌下缘呈圆曲线式。卵圆型面的上中切牙牙颈部略宽,近中面微凸,远中面的切 1/2 较凸;唇面较圆凸;两切角较圆。

3) 方圆型:两条颊线接近平行,此型的额部较宽,颊部方圆。方型面的上中切牙牙颈较宽;唇面切 1/3 和切 1/2 处的近中、远中边缘几乎平行;唇面平坦;切角近似于直角。

男性多选方形牙,体现男性的阳刚之气,女性多选卵圆形牙,体现女性的柔美之形。老年人随着年龄的增长,天然牙均有不同程度的磨耗,人工牙在原则时适宜地反映出来,给人视觉上的真实感和老年面容的协调感。

2. 排牙方法　可摘局部义齿排牙的特点是:口腔内有余留牙存在,一方面给排牙提供了一定的依据,另一方面又因邻牙和对颌牙的存在限制了人工牙的排列。应根据患者缺隙的大小、邻牙和余留牙的形态、颜色,以及面形、肤色、𬌗力大小和对颌牙等情况,选择与之相适应的人工牙。前牙缺失者采用成品塑料牙排牙;后牙缺失则视缺隙大小、𬌗龈高度、咬合关系、𬌗力大小及支架的位置等情况而定,可采用成品牙或雕刻蜡牙或选用金属塑料混合牙等。

(1) 前牙的排列

1) 前牙排列的要求:前牙排列应达到恢复面容美观、切割食物、发音三大主要功能的要求。

个别前牙缺失,可参照邻牙或同名牙的唇舌向、切龈向的位置,以及与对颌牙的咬合关系排牙。

多数前牙缺失,或上下前牙全部缺失时,中切牙的近中接触点应与面部中线一致,尤其是上颌,更应居中以免影响美观。

前牙应有正常的覆盖和覆𬌗关系。若覆𬌗过大,会妨碍下颌的前伸运动;若覆盖过小,会影响美观和发音以及前牙的切割功能。

前牙应尽量排在牙槽嵴顶上,不要过分偏向唇、舌侧,以免形成不利的杠杆作用,或妨碍唇舌的功能活动从而影响发音和切割。

前牙排列应因人而异,能体现患者的性别、年龄、肤色、面型甚至性格特征,给人以逼真的感觉。

2) 前牙排列的方法:个别前牙缺失的排牙一般不需要在口内进行试戴。将选好的人工前牙在模型上比试,若人工牙略宽,主要磨改人工牙的邻面和舌侧轴面角,而尽量保留其唇面形态。若人工牙略长,则主要磨改人工牙的盖嵴面,并注意与牙槽嵴的贴合,必要时可磨改人工牙的切缘。若人工牙唇舌向过厚,则主要磨改人工牙的舌面。若人工牙唇面突度不协调,也可磨改其唇面,但要边磨边调整人工牙的外形。若缺牙区牙槽嵴丰满,可不做唇侧基托,排牙前用小刀将缺隙区唇侧模型的石膏刮去一薄层,这样,可使完成后的义齿人工牙颈部与唇侧黏膜紧密贴合。若缺牙区牙槽嵴吸收较多,则应作唇侧基托。最后,将预备好的人工牙用蜡固定在模型的缺牙区,并按上下颌的咬合关系及与邻牙的相邻关系,调整人工牙至合适的位置。

多数前牙缺失排牙前先将模型在水中浸湿,以便排牙后可将人工牙连同蜡基托取下。用热蜡刀烫软基托蜡,再将选好的人工牙固定在上面,以中线为准,分别对称排列左右中切牙、侧切牙和尖牙,并按要求调整至合适的位置。注意蜡刀不宜过热,以免将蜡过度熔化而黏附于模型上,使蜡基托不易取下而损坏模型。最后,在患者口内试戴排好的人工牙后,再继续完成义齿制作。

(2)后牙的排列

1)排牙的要求:可摘局部义齿的后牙排列的主要目的在于恢复咀嚼功能,要求不论排列成品牙还是雕塑牙,均应与对颌牙有正常的尖窝接触关系,以发挥良好的咀嚼功能。

后牙应尽量排列在牙槽嵴顶上,使殆力垂直传递至牙槽嵴顶,有利于义齿的稳定和减少牙槽嵴的吸收。

适当减小人工后牙的颊舌径和牙尖斜度,以减轻殆力。

前磨牙的排列应兼顾到美观的要求。如第一前磨牙缺失时,人工牙牙冠的长度应与尖牙牙冠长度协调一致,以利于美观。

人工后牙应尽可能排成正常的覆盖关系,不能排成对刃殆,以免出现咬颊或咬舌。

上下颌双侧后牙均有缺失时,应按照全口义齿排牙的要求进行排牙,殆平面要平分颌间距离,有适当的殆曲线,达到前伸殆平衡及侧向殆平衡。

若缺隙过小不便排列人工牙,则可雕塑牙。

2)排牙方法:若缺隙正常,殆龈距离足够或对颌余留牙排列也正常者,可选用成品塑料牙;若后牙缺隙小,殆龈距离低或多数后牙缺失,且对颌天然牙伸长或排列不整齐,则可雕塑牙。

单个后牙缺失:取一小块蜡片烤软后,铺于模型缺隙的颊舌侧形成基托,也可用滴蜡法形成基托。如用雕牙的方法,则根据缺隙的大小,取一段软蜡块放入缺隙内,趁蜡软时与对颌模型按正中殆关系进行咬合,用热蜡刀在蜡块的颊舌面和近远中将蜡熔化,固定在模型和蜡基托上。用小刀雕刻出蜡牙近远中的外形和颈缘线,再雕刻出舌面近远中外形和颈缘线,最后,根据缺失牙的解剖形态,按照蜡牙殆面的咬合印迹,适当加深沟窝并雕刻出殆面的三角嵴即可。也可根据缺隙的大小,选择合适的成品塑料牙,经过适当的磨改以避开殆支托和卡环连接体。最后用蜡固定于缺隙内,不足之处用蜡填补。

若缺隙的垂直距离或近远中径较小时,可连同殆支托一起先制作金属殆面,然后将其连接体部分与卡环的连接体用焊接法固定。再用滴蜡法封闭金属殆面之下的牙冠部分,并雕刻出颊、舌面和颈缘线的外形。

单颌多数后牙缺失:若缺牙间隙正常,对颌天然牙位置也正常,可选用合适型号的成品塑料牙来排列后牙。为获得良好的咬合接触,在排牙过程中应适当磨改塑料牙的殆面。若对颌天然牙伸长或排列不整齐,则可雕塑牙。如前后牙都有缺失,只有很少的余留牙,殆关系也不正常,则应在殆架上排好牙后,再在患者口内试戴,并进行必要的修改。

上下多数后牙缺失:双侧或一侧上下颌多数后牙缺失时,人工后牙的排列可参考全口义齿的排牙原则进行排牙,要求有适当的纵𬌗曲线与横𬌗曲线,一般均需排列成品塑料牙。

(3)几种异常情况的排牙

1)前牙几种异常情况的排牙

缺隙小于原天然牙:此时人工牙不能按正常位置和数目排列。若缺隙稍窄,此时可考虑将人工牙减径、扭转、改变倾斜度、选择略小于原天然牙的人工牙或者在排牙时略与邻牙重叠,以弥补间隙的不足,(图3-23)通过视错觉原理达到改善和调节人工牙大小与天然牙协调一致的目的;若缺隙过窄,除采取减径、选择较窄的人工牙外,亦可采用减数排牙的方法,但应注意与中线的协调。采用何种方法排牙,还应征求患者的意见。

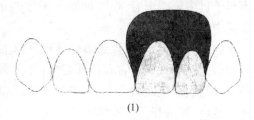

(1)

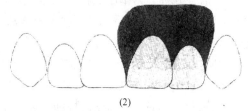

(2)

图3-23 缺隙小于原天然牙

(1)小于原天然牙的人工牙;(2)排牙时略与邻牙重叠

缺隙大于原天然牙:若缺隙稍大,多为原天然牙有间隙存在。在排牙时可选择略大于对侧天然牙的人工牙排列,且应将其近远中邻面唇侧的轴面角稍稍磨改;切角稍磨圆钝,使其看起来显得略窄;或增加人工牙近远中向倾斜度;或使牙齿间保留小的间隙,但注意间隙要留在人工牙的远中(图3-24)。若缺隙过大,可采用增数排牙的方法加以解决(图3-25)。同样,也应注意中线的位置,特别是上颌。一般增加的人工牙都排在缺隙的远中。

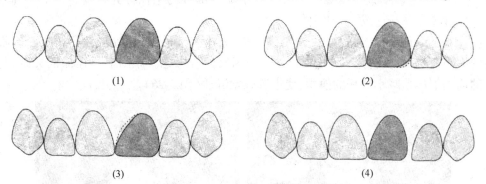

(1)　　　　　　　　　　(2)

(3)　　　　　　　　　　(4)

图3-24 缺隙稍大时的排牙方法

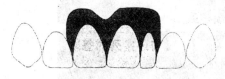

图3-25 缺隙过大时的排牙方法

前牙为反𬌗关系:前牙轻度反𬌗者,将人工牙稍向唇(上颌)或舌(下颌)侧排列,尽可能排列成浅覆盖;中度者,可排列成对刃𬌗;严重者,可排列成反𬌗。但应注意在人工牙与相邻天然牙相接处,排成自然的弧形,使之协调一致。若上前牙缺失、唇肌较松弛者,排牙时可将上前牙排列成双重牙列。即保持原天然牙的反𬌗关系,使排在唇侧的前牙与下前牙呈浅覆盖关系。这样,可在保证咬合的同时,也改善了面容的美观。

上颌前突下颌后缩:此类情况若是个别上前牙缺失,人工牙前牙的排列应与邻牙和对侧牙协调;若为深覆𬌗关系,则可采用适当磨除下前牙的切缘或使用金属基托等方法解决。

若是上前牙多数或全部缺失,可将上前牙适当向腭侧排列,甚至唇侧不作基托,以减小覆盖又不至于过多影响面容;也可加厚人工牙的舌面或腭侧基托,以保证上下前牙的正中咬合与非正中咬合的恢复。

上颌前突严重:可建议患者作牙槽骨修整术后再进行修复。

咬合关系异常或患者有特殊要求:可在模型上完成后,在患者口内试戴蜡型,检查人工牙位置、形状、颜色及咬合关系,是否符合功能及美观的要求,并征求患者对人工牙排列的意见。然后,再进行适当调整。

2)后牙几种异常情况的排牙:缺隙小于原天然牙:可将人工牙减径、选择略小于原天然牙的人工牙或者在排牙时采用减数排牙的方法,还可考虑用解剖形态较小的牙代替较大的牙来排列,如磨牙缺失时用双尖牙代替。也可采用雕刻蜡牙,但要注意增大人工后牙的外展隙。

缺隙大于原天然牙:可选择略大于原天然牙的人工牙,甚至采取排牙增数的方法来进行排牙。同样,也可考虑用解剖形态较大的牙来代替较小的牙进行排列,如双尖牙缺失用磨牙代替,排牙时应注意美观,特别是靠近前牙处的缺失。当然还可采用雕刻蜡牙的方法。

反𬌗关系:轻度者,可将上颌后牙稍排向颊侧或下颌后牙稍排向舌侧,以建立正常的咬合关系;中度者,可适当磨改下后牙颊面,或将上后牙颊面加蜡,以建立一定的覆𬌗、覆盖关系,避免排成对刃𬌗而发生咬颊现象;严重者,可排列成反𬌗,但应保证后牙排列在牙槽嵴顶上。

3. 基托蜡型的制作 基托是可摘局部义齿主要组成部分之一,其覆盖在口腔黏膜和牙槽嵴上,是义齿与黏膜直接接触的部分。位于缺隙部分的基托称为鞍基。人工牙、固位体和连接体都依靠基托连成一个整体。

(1)基托的伸展范围:根据缺牙的数目和部位,基牙的健康状况,牙槽嵴吸收的程度,𬌗力的大小,义齿的支持形式,美观的要求等因素综合考虑。原则上是在保证义齿固位和稳定的前提下尽量减小基托的面积,使患者感觉舒适(图3-26)。

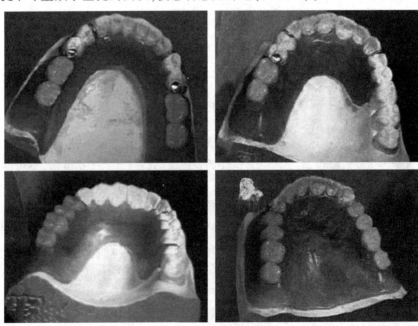

图 3-26　基托蜡型的制作

1）牙支持式义齿：因𬌗力主要由基牙承担，基托仅起辅助固位作用，因此基托范围可以尽量减小些，与牙槽嵴保持接触即可。

2）黏膜支持式义齿：因𬌗力主要通过基托传递和分散，因此应在不妨碍唇、颊、舌系带及软组织功能活动的前提下尽量伸展基托的范围。如上颌游离端缺失的黏膜支持式义齿，其基托的后缘应达到软硬腭交界的软腭上，颊侧覆盖上颌结节（倒凹区除外），两侧应伸到翼上颌切迹；下颌游离端缺失的黏膜支持式义齿，其基托后缘应盖过磨牙后垫的 $1/3 \sim 1/2$，颊舌侧应到黏膜反折线区。对于少数前牙缺失，牙槽嵴丰满者可不要唇侧基托。

3）混合支持式义齿：如缺牙少，基牙的情况良好，牙槽嵴丰满者，基托可适当缩小。上颌基托可作成马蹄形。若是上颌双侧多个牙游离缺失，可用大连接体连接两侧，以减小基托范围。

（2）基托的厚度：应有一定的厚度以保持其抗挠强度，避免受力时折断。塑料基托一般厚约 $1.5 \sim 2.0mm$，金属基托厚约 $0.3 \sim 0.5mm$。基托边缘厚约 $2mm$，并呈圆钝状。

（3）基托与天然牙的关系：缺牙区基托不应进入天然牙邻面倒凹区，腭（舌）侧基托边缘应与天然牙轴面的非倒凹区接触。前牙区基托边缘应在舌隆突上，并与之密合，但对牙齿应无压力。近龈缘区基托要做缓冲，以免压迫龈组织，并利于摘戴。

（4）基托与黏膜的关系：应密合而无压痛，对于上颌结节、腭隆突、下颌隆突、内斜嵴及骨尖等部位的相应的基托组织面应做适当的缓冲处理，避免基托压迫组织产生压痛。

（5）基托的磨光面外形　上下颌前部基托相当于牙根的部位，形成隐约可见的牙根长度和突度（图3-27）。后部的颊、腭和舌侧由牙至基托边缘应形成一凹面，以利于义齿的固位。

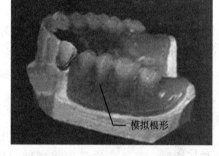

模拟根形

图3-27　基托磨光面外形

（6）制作方法

1）烘烤软化：将蜡置于恒温箱中烤软，恒温箱温度设置在 $42℃$ 左右。也可在酒精灯上烤软，但注意不能将其烤熔化，否则厚薄不一。

2）压制成型：铺蜡时一般由一侧向另一侧按压，确保蜡与石膏紧密贴合的同时蜡基托表面平整，必要时可加蜡，使基托厚度保持在 $1.5 \sim 2mm$。

3）边缘烫熔封闭：用热蜡刀将基托所有边缘烫熔封闭。

4）雕刻外形

人工牙根部外形：基托唇颊侧相当于人工牙牙根部位，顺着牙根自然生长方向，使根部基托微微隆起，并与基托自然过渡。

人工牙龈缘线的形成：首先，按照余留牙的龈缘线，用雕刀刻出人工牙龈缘线的大致位置，然后刮净人工牙表面蜡。从𬌗龈方向，使蜡刀与人工牙牙面成15°角，一侧刻到另一侧，再从龈𬌗方向，前牙蜡刀与牙面成60°角，与后牙牙面成45°角逐个雕出。舌侧蜡刀与舌侧牙面成20°角，刻出龈缘线，最后使人工牙与预留牙龈缘连续一致。

5）基托边缘与磨光面的修整：完成上述步骤后，切除多余蜡，使基托边缘避开唇、颊系带，将边缘修整圆钝，与预留牙接触边缘封闭区厚薄均匀，并形成必要的外展隙。上颌腭部基托边缘应稍薄些，以免影响发音和舌的运动。

6）喷光表面：应用喷灯使基托蜡型表面抛光，注意火焰的大小和方向、距离。喷灯的火焰应尖而细,距离不可太近。在牙间隙处,可垂直喷吹,边缘和舌腭侧则水平方向喷吹,不可固定在一个位置,让蜡型表面达到熔而不流的状态。

【注意事项】

1. 咬合一定要达到最紧密状态。
2. 排牙时不能使支架移位。
3. 缓冲区要适当加厚,厚度达 2 ~ 2.5mm。
4. 使用喷灯时,要注意与蜡基托保持一定的角度和距离,以免蜡过度熔化。

【结果评定】

1. 评定排列前牙的美观效果。
2. 评定排列后牙的咬合情况。
3. 评定基托蜡型的厚度、形态、边缘情况。

实训六　可摘局部义齿的装盒工艺技术(4 学时)

【目的和要求】

了解正装法和反装法,掌握混合法装盒的方法和步骤。

【实训内容】

将完成蜡型的可摘局部义齿工作模型修整、装盒。

【实训用品】

排牙蜡型制作完成的工作模型、型盒、石膏剪、橡皮碗、石膏调拌刀、石膏、雕刻刀、毛笔、肥皂水或石膏分离剂、模型修整机、凡士林等。

【方法和步骤】

可摘局部义齿的人工牙排列、基托蜡型制作完成后,需要将蜡型部分替换成可以使用的基托树脂。具体方法是先将蜡型包埋固定于型盒内,然后去除蜡型,为树脂留出合适的空间,以填充树脂使之成型。在临床称其为装盒与去蜡。装盒的目的是在型盒内形成蜡型的阴模,以便填塞树脂,经热处理后用树脂代替蜡型。

1. 装盒的要求

(1) 模型、支架、人工牙必须包埋牢固,不能移位。

(2) 蜡型应根据需要适当暴露,既要有利于填塞树脂,又要避免形成倒凹。

(3) 模型在下层型盒用石膏包埋后不能有倒凹。否则,开盒时上下层型盒难以分离。

(4) 装盒过程中不能损伤模型、支架、人工牙和蜡型。

2. 装盒的方法

(1) 整装法:又称正装法。将支架、人工牙的唇面等连同模型一起包埋固定于下层型盒内,只暴露基托蜡型及人工牙的舌(腭)面。待 30 分钟石膏凝固后,在下层型盒表面涂以分离剂(常用肥皂水),再灌注上层型盒。该法的优点是人工牙、卡环、支托等不易移位,咬合关系稳定,且便于在蜡型的阴模腔里填塞树脂。整装法树脂的填塞在下层型盒进行。此法主要适用于前牙缺失而唇侧无基托的可摘局部义齿(图 3-28)。

(2) 分装法:又称反装法。将模型包埋固定于下层型盒内,而将人造牙、基托及卡环(先将石膏基牙修除,使卡环悬空)全部暴露。装下层型盒时仅将模型用石膏包埋起来,待石膏凝固后涂上分离剂,灌注上层型盒。上下层型盒打开后,人工牙、卡环支架等均被翻到上层型盒,填塞树脂在上层型盒进行。此法的优点是便于涂布分离剂和填塞树脂,缺点是支架和人工牙易移位,临床多用于全口义齿的装盒。对于缺牙多,余留牙较少的可摘局部义齿,也可采用此法装盒(图 3-29)。

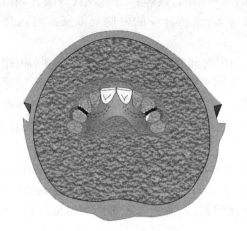

图 3-28　整装法

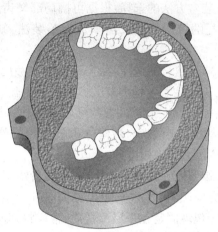

图 3-29　反装法

(3) 混装法:又称混合法。将支架连同模型一起包埋固定在下层型盒内。而人工牙(成品牙和蜡牙)及蜡基托应暴露出来。开盒去蜡后,人工牙被石膏固定在上层型盒内。若人工牙为雕刻蜡牙,填塞人工牙树脂和基托树脂应分别在上、下层型盒内进行。此法集中了整装法和分装法的优点:支架、人工牙不易移位;人工牙树脂和基托树脂分别在上、下层型盒内填塞;树脂成形的人工牙颈缘可用剪刀修整,其与基托分界清楚,有利于可摘局部义齿的美观。混装法是各种可摘局部义齿较常用的装盒方法(图 3-30)。

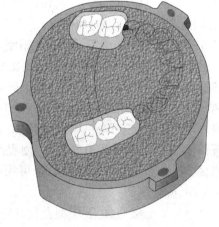

图 3-30　混装法

3. 装盒的步骤

(1) 检查基托蜡型:在装盒前,对义齿蜡型做一次全面检查,以保证即将装盒的蜡型完整无缺,符合各项要求。如有问题,可修整后装盒。若是多个义齿成批装盒,对缺牙部位和设计完全相同者要分别做标记,以便操作时易于区分。

(2) 选择型盒:常用的型盒一般有大、中、小三种型号。每种型号的型盒都是由上层型盒、下层型盒和型盒盖三部分组成。选择装盒时,应根据模型的大小和多少来选择大小合适、上下层型盒对合良好、完整无缺的型盒,要求模型平放在型盒内后,周缘与型盒之间相距 5~10mm。防止开盒时石膏与型盒不易分离,可在装盒前型盒内壁上涂一层凡士林。

(3) 修整模型:将模型浸泡在冷水中约五分钟,使其吸足水分,避免装盒时模型吸收型盒中石膏的水分,使其凝固时间加快,膨胀加大,装盒包埋不严实。由于石膏的凝固时间缩短,亦不利于装盒的各项操作。然后用雕刻刀等器械修去石膏基牙的牙尖,使覆盖其上的石膏有一定厚度。用石膏修整机或石膏切刀修整模型的厚度和大小,使模型与型盒顶之间至少有 10mm 的间隙,与型盒边缘至少有 5~10mm 以上的距离。若为反装法,则应将石膏基牙全部去除,使卡环悬空。

(4)装下层型盒:装下层型盒是整个装盒过程的重要部分,操作时应注意以下几点:

1)装盒方法的选择:根据可摘局部义齿的具体情况,选择合适的装盒方法。如前牙唇侧无基托的可摘局部义齿多选择整装法;缺牙多、余留牙少的可摘局部义齿可选择分装法等。

2)蜡型组合的选择:在实际操作中,为了节省时间和材料,通常有计划地将义齿蜡型成批装盒,这应注意各种类型义齿的合理搭配。如前牙唇侧无基托的可摘局部义齿应尽量装在一起;需填塞人工牙树脂者可尽量装在一起。有时也可采取大小搭配的方法,即将一件体积较大的复杂义齿与两件体积较小的简单义齿装在一个型盒内,此举既方便装盒,又可充分利用型盒的有限空间。

3)蜡型倾斜方向的选择:各类义齿蜡型根据不同的装盒方法,有时需要作向前、向后或向颊舌方向倾斜,以避开倒凹、暴露基托蜡型和利于前牙的包埋固定。如前牙缺失的义齿,若将前牙包埋固定在下层型盒内,常应将其向前倾斜;若需将前牙翻到上层型盒内,则应微向后倾,使前牙抬高一些。

4)灌注下层型盒:以常用的混装法为例,介绍具体的方法和步骤:①包埋固定:将下层型盒置表面平整的台面上,调和石膏注入下层型盒内,当石膏量约占下层型盒的 1/2 时,将义齿模型按确定的方向和位置,压入石膏中,在石膏尚未凝固、具有流动性时,将支架、前牙以及基托包埋起来,卡环臂下方、蜡型基托的远中边缘处,也应包埋完全以免产生倒凹,人工后牙的𬌗面、人工前牙的舌面,不需覆盖石膏。②适当暴露蜡型:人工后牙的𬌗面必须全部暴露,人工后牙的颊、舌侧及人工前牙的舌(腭)侧基托蜡型也要尽可能暴露,以利去蜡后填塞树脂,若基托面积较大或有倒凹时,可将基托包埋一部分。③清理、抹光石膏表面:完成上述两步后,趁石膏呈半凝固状态,尚未完全变硬时,将型盒置于缓缓流水下,冲去多余石膏,用手指轻轻抹光石膏表面,使表面光滑成圆缓的坡面。黏附在蜡型表面、人工牙外展隙、颈缘、𬌗面及型盒边缘的石膏可用毛笔刷去。若石膏已凝固则需用雕刻刀将其表面修整干净,除去倒凹。

(5)装上层型盒:下层型盒装好后约 30min,待石膏完全凝固,即可开始灌注上层型盒。先用雕刀修去下层型盒边框上多余的石膏,以使上下型盒接触密合。将下层型盒表面涂好肥皂水或分离剂,对好上下型盒,调拌稀稠合适的石膏,从上层型盒的一侧边缘徐徐注入型盒内。注入时,应边灌注石膏,边振动,以排除石膏内的气泡。缺牙较多的可摘局部义齿可先用毛笔蘸石膏涂在牙颈部,以防止产生气泡。

(6)型盒加压:石膏注满后,盖上型盒盖,轻轻加压使上下层型盒紧密贴合,并清除型盒周边多余的石膏。

【注意事项】

1. 避免形成倒凹　装下层型盒时一定要防止倒凹的形成。如果产生倒凹,上层型盒即使勉强打开,包埋石膏也会折断,导致包埋不成功。在装下层型盒时,应尽量将包埋石膏表面抹平,形成圆缓的坡形。

2. 避免形成气泡　无论是装上层型盒还是下层型盒都应避免气泡的产生。

3. 防止支架移位　装盒包埋时一定要将模型、支架包埋牢固,防止其移位而导致义齿制作的失败。

4. 防止损伤支架及蜡型　修整石膏模型时,应避免模型折断、损伤支架或蜡型。上颌模型要防止腭顶磨穿;若上下颌缺牙较多,需上𬌗架制作,当把模型从𬌗架上取下时,动作要轻,防止模型被破坏。

5. 孤立基牙的处理　在处理孤立基牙时要注意以下几个方面:

(1) 将石膏基牙未被卡环覆盖的部分削平,以免形成倒凹。

(2) 包埋孤立基牙的石膏不能堆得过高,其底部要尽量宽大,除了向型盒方向延伸外,近远中两侧的基托常需包埋覆盖一部分,只将人工牙暴露即可。

(3) 在石膏的可塑性能良好时,先包埋孤立基牙,要求严密,无间隙。

(4) 孤立基牙不可靠近型盒壁,应离开 10mm 以上距离。

(5) 有时,也可将孤立基牙完全削去,采用分装法。

(6) 包埋与暴露的部分:在装盒过程中,当包埋部位与暴露部分发生矛盾时,一般应以包埋固定为主,暴露蜡型为次。尤其是当基托面积大、牙槽嵴倾斜时,为避免形成倒凹,应将颊、舌侧基托适当地多包埋一些,避免倒凹的产生或在上层型盒石膏形成尖锐、陡峭部分。

【结果评定】

1. 评定装盒的步骤的掌握情况。

2. 评定混装法的暴露部分。

实训七　可摘局部义齿的去蜡、填塞塑料及热处理工艺技术(8 学时)

【目的和要求】

1. 掌握正确的去蜡方法。

2. 掌握调和塑料和填塞塑料的方法。

3. 掌握热处理的方法。

【实训内容】

1. 热水去蜡。

2. 调和、填塞塑料。

3. 加压及热处理。

【实训用品】

煮锅、水壶、瓷杯、黏固粉调拌刀、雕刻刀、压榨器、型盒夹、毛笔、分离剂、热凝牙托粉、热凝牙托水、玻璃纸。

【方法和步骤】

1. 去蜡　去蜡是通过加热将型盒内模型上的蜡质去除干净,形成义齿阴模腔,为填塞树脂作准备。

去蜡的步骤

(1) 烫盒:装盒完毕约 30min,待石膏完全凝固后,置型盒于 80℃以上的热水中浸泡 5～10min,使蜡型受热软化。临床常观察热水表面是否出现蜡油花,或热水中的型盒上下两半之间有蜡油珠冒出,即烫盒达到要求。

(2) 开盒:从热水中取出型盒后,用石膏调刀等器械轻轻撬开上下型盒,使之分开。用雕刻刀去除已软化的蜡,并修去石膏型腔的尖锐边缘。

(3)冲蜡:用沸水彻底冲净型腔内的余蜡。盛水的容器置高处,热水流出口要小,使冲蜡的热水不但温度较高,而且具有一定的冲击力。如一次冲蜡的型盒较多,可先用沸水将型盒淋一遍,提高型盒局部温度使型腔内的蜡熔化后自动浮出水面,然后再用沸水彻底冲净型盒中的余蜡和石膏碎屑。

去蜡注意事项

(1)烫盒的时间要把握好,如烫盒的时间过长,熔蜡浸入石膏表面,会影响分离剂的涂布。烫盒时间过短,蜡型软化程度不够,分离上下层型盒时易损坏石膏或使支架移位。

(2)在冲蜡的过程中若有松动脱落的人工牙、支架或折断的石膏碎片等不要丢弃。待蜡冲净后,准确放回原来的位置。

2. 涂分离剂 去除干净型盒内模型上的蜡质后,接着要在型盒内模型及形成的义齿阴模腔内涂布分离剂。涂分离剂的目的在于,第一可使石膏与成型后的基托树脂容易分离,便于基托的磨光;第二可防止充填树脂中的单体渗入石膏模型内,造成单体比例失调。临床常用藻酸盐分离剂涂布。烫盒去蜡后,将需要填塞树脂的型盒去水晾干,即可用软毛笔蘸上藻酸盐分离剂,按一定顺序涂布到装盒的石膏、模型表面以及义齿阴模腔内。上下型盒都要求涂布。

涂布时一次不能蘸取太多的分离剂,涂时要循一个方向、一个顺序进行,务必全面、均匀;涂一遍后可稍等让其干固,然后依此法再涂一遍,但不得涂布太厚;不能用毛笔在石膏上来回涂刷,以免刷破、刷脱已经干固的分离剂;涂布时还要注意不能涂到人工牙、金属支架等上面,如果不慎涂上去了,要用棉球擦拭干净,或用棉签蘸上单体擦拭清洗人工牙、金属支架等与基托树脂结合的部分,然后准备填充树脂。

3. 填塞树脂 填塞树脂是将调和好的树脂填塞到去蜡后的基托和人工牙阴模腔内的过程,是义齿制作的一个重要环节,主要步骤如下:

(1)前期准备

1)准备器材:填塞前需准备的器材有玻璃纸、牙托粉(或造牙粉)、牙托水(单体)、毛巾、雕刻刀、小剪刀、小瓷杯等,并将充填器、调料杯和工作台面擦拭干净,保持清洁整齐的工作环境,以防杂质掺进树脂。

2)调和树脂

量取树脂粉:根据义齿基托的大小量取适量的造牙粉或牙托粉置于不同的小瓷调杯内备用。一般情况下,一个人工牙约需造牙粉 0.3 ~ 0.5ml;牙托粉的用量应视基托的大小而定,通常一件普通的可摘局部义齿其牙托粉用量一般不超过 10 ~ 15ml。

加入单体:确定好牙托粉(或造牙粉)的用量后,即可加入单体调拌树脂。若造牙树脂和基托树脂同时应用时,应先调造牙树脂,数分钟后再调基托树脂。具体操作方法是:沿杯的边缘缓缓滴入单体,直至所有的粉末均被湿润合适(粉与液的重量比约为 2 ~ 2.5∶1)。单体的比例应适当,以防树脂加热聚合后,导致义齿变形或出现气泡。单体加入后,随即搅拌均匀,以免颜色深浅不一。树脂一经调拌后,应将调杯加盖,以防单体挥发,造成单体比例不当。

选择填塞时期:粉液混合之后,即产生一系列化学反应。单体逐渐渗入牙托粉(造牙粉)珠状颗粒,随着牙托粉(造牙粉)的溶胀,颗粒之间隙逐渐消失,黏性增加且有抽丝现象,黏性消失具有可塑性,直至硬固。此过程一般需经过六个时期:即湿砂期、稀糊期、黏丝期、面团期、橡胶期、硬化期。面团期是最适宜填塞的时期。此期最大特点是粘着感消失,呈可塑面团状,可随意塑成任何形状,又称填塞期或可塑期。当室温20℃时,按常规粉、液比例调拌,到达面团期约需20min,面团期可持续5min左右。室温的高低可直接影响面团期的形成和持续时间。

(2)填塞型盒

1)准备:填塞前将双手洗净,从调料杯内取出树脂,反复揉捏,使材料颜色均匀一致。

2)填塞:树脂进入填塞期后,即可将牙冠树脂和基托树脂分别填入上下型盒内,先填塞牙冠部分树脂,后填塞基托部分树脂;牙冠树脂的填塞通常在上层型盒内进行,而基托树脂一般在下层型盒内进行。取一大小合适的树脂填入牙冠阴模腔内,从四周向中间轻压,同时准确将牙颈缘线修剪清晰完整,以便红白树脂界线分明,避免基托红树脂进入牙冠或牙冠白树脂进入基托影响美观。待基托树脂达到面团期时,揉成合适的形状,加压填入基托阴模腔内。支架下方及被包埋的基托部分应先用力填紧,填塞量一般较实际需要的量略多一些。填塞时不应在石膏的薄弱边缘处用力,不可使支架移位或损坏阴模腔。

3)加压成形和检查:填塞完毕后,在上、下层型盒间隔上一层湿的玻璃纸,盖好型盒,放在压榨器上第一次加压,使树脂在压力下充满基托(或牙冠)阴模腔的每一部位。然后打开型盒,去除玻璃纸后检查基托(牙冠)是否填塞完全,支架、人工牙是否移位。如石膏阴模腔内树脂已填满,边缘有树脂溢出,树脂致密,玻璃纸表面褶皱不明显,表明树脂已足够,反之则表示填塞不足。用雕刀修去多余树脂或在不足的部位添加适量的树脂,再铺置湿玻璃纸进行第二次加压。加压完成后打开型盒,去除玻璃纸进行检查。确认树脂填塞足够后,用雕刻刀修去型盒边缘多余的树脂、石膏碎屑。分离剂若有脱落,可再补涂一次。最后将上下层型盒对位闭合,夹紧后进行热处理。

4. 热处理技术 热处理的目的是使树脂在一定的温度和压力下逐渐完成聚合,将树脂变成坚硬的固体,使义齿成形。临床常用的树脂聚合措施有:水加热固化处理;恒温箱固化处理;微波热固化处理等,以下仅介绍水加热固化处理法:

(1)水加热处理法:将固定好的型盒置于盛有冷水或50℃温水的锅内,水面淹没型盒,然后缓慢加热。当水温达到65~74℃的时候,恒温0.5~1h,然后加热到沸点,维持半小时,待其自然冷却后开盒。

(2)注意事项:热处理时应注意升温不易过快,否则会在基托内形成气泡,影响义齿的质量。热处理完成后应撤离热源,让型盒继续浸泡在热水中,自然冷却后再开盒,不能骤然冷却,也不能在型盒冷却前开盒,否则温度收缩大,义齿易变形。

5. 充填树脂及热处理易出现的问题

(1)义齿基托树脂产生气泡

1)调拌树脂的粉液比例不当:单体过多,在聚合过程中体积收缩增加而不均匀,常有较大气泡分布于基托的表面各处。单体过少,聚合溶胀不充分,可在基托内形成分布均匀的微小气泡。造成单体过少的原因除调和时粉液比例不当外,还可能因调和后未加盖造成单体挥发,或模型分离剂涂布不良,致单体渗入石膏内。

2)充填树脂的时间不当:树脂在聚合过程中出现体积缩小,面团期时体积收缩较小。在此时充填,树脂光滑致密,不易产生气泡。如面团期前充填,则基托表面易产生不规则的大气泡。

3)充填树脂不足或充填时压力不足,可在过厚的基托表面产生不规则的大气泡或空腔。

4）热处理时升温过快,在腭侧或基托较厚处有尚未聚合的单体形成气体,这些气体无法逸出已聚合的树脂表面和包埋的石膏,在基托内形成小气泡。即使在调合比例正常时,这种现象也不可避免。

5）树脂粉质量太差,"含泡聚合体"或催化剂等的含量过多,也易出现气泡。

（2）义齿变形,卡环、连接杆等移位

1）装盒时在下层型盒的石膏表面有倒凹存在,卡环、连接杆未固定或未将卡环、连接体包埋牢固,开盒去蜡时石膏折断,卡环、连接体移位。

2）树脂填塞过迟、填塞时加压过大、包埋时所用的石膏强度不足等,均可造成模型损坏、卡环和连接体的移位。

3）基托厚薄不匀,造成聚合收缩不均匀,热处理升温过快,由于树脂是温度的不良导体,故加热时其外层聚合快而内部聚合慢,内外聚合不均而致变形。

4）热处理后,型盒骤然冷却,可使树脂各部收缩不一致,或开盒过早,基托尚未冷却硬固,使义齿变形。

5）义齿打磨时产热过高,致基托变形。

（3）人工牙与基托树脂结合不牢

1）成品人工牙盖嵴部过于光滑、固位不足。

2）填塞人工牙和基托树脂时,两者先后相隔时间过长,单体挥发过多。

3）人工牙上有分离剂或分离用的玻璃纸残留。

4）型盒未压紧,充填树脂不紧密。

（4）咬合增高:多系充填树脂过硬或量过多,关闭型盒时压力不足,未将型盒压紧等原因。

（5）基托树脂颜色不均:因树脂调拌不均匀;充填时手和用具污染不洁净;树脂过硬;单体挥发或反复多次添加树脂等。

【注意事项】

1. 烫蜡时间不能过长或过短。

2. 型腔石膏薄边要去净。

3. 在面团期填胶。

4. 热处理时不能升温过快。

【结果评定】

评定去蜡、充胶、热处理操作要领的掌握情况。

实训八　可摘局部义齿的开盒、打磨及抛光工艺技术(4学时)

【目的和要求】

1. 初步掌握开盒、打磨及抛光的方法。

2. 掌握打磨器械的使用方法。

【实训内容】

1. 开盒。

2. 打磨和抛光。

【实训用品】

台式电钻、石膏剪、雕刻刀、木槌、裂钻、砂石、纸砂片、布轮、绒布轮、浮石粉。

【方法和步骤】

1. 开盒　型盒经热处理后,待其完全自然冷却,再行开盒。不得开盒过早,否则义齿常会出现变形。待型盒自然冷却后,先去除螺丝钉或夹紧装置,取下型盒盖,用小刀插在上下型盒之间轻轻撬动,分开上下层型盒。用小木槌轻轻敲击型盒底板和型盒周围,将石膏脱出,用石膏剪剪去石膏,将义齿从石膏中完全分离出来。

义齿从模型上脱出后,常有多余的石膏粘在义齿上,可用蜡刀剔刮,如无法去除干净,将义齿置于30%枸橼酸钠溶液中,浸泡数小时后,石膏即被溶解,极易刷净。

开盒时应充分了解义齿在石膏中的位置和方向,细心操作,以防损伤义齿。剪除石膏时,应先剪周围包埋的石膏,再剪模型石膏。剪切操作时应注意剪切的方向,一般不能顺义齿的舌侧或腭侧中线剪,而应从颊侧垂直牙槽嵴方向剪,以防义齿基托折断。

2. 打磨、抛光

(1) 磨光:磨光是利用各种磨平器械消除铸件不平整的表面,使支架各部分达到要求的厚度和外形的过程。

磨光包括切削和研磨两个步骤。

1) 切削:切削是指用刃状或不规则外形粒度较粗的各种磨具修整、磨改修复体表面及其外形,以减少修复体的体积,使修复体具有所设计的基本外形为目的的过程。其基本操作要领为:磨具在电动机械的带动下产生旋转及转动,从而带动切割砂片和其他附件同时旋转,达到切割和打磨的目的。使修复体的表面及外形得到改善,体积得以缩小。切削时,一般磨去修复体的量较多、速度较快,修复体表面磨切的痕迹也较深。

2) 研磨:研磨是指用粒度较细小、外形较精致的磨具对修复体表面不断进行不同方向、不同角度、不同部位的平整,以减少修复体表面的粗糙度为目的的过程。研磨时,磨具转动的速度可较切削时略快,但磨具施加于被磨修复体上的压力较小,一般磨去修复体的量较少,修复体表面磨切的痕迹较浅,研磨越细,修复体表面光滑度越好。

(2) 抛光:抛光是在磨光的基础上对修复体表面进行光亮化处理。抛光的方法有以下几种:

1) 机械抛光:机械抛光是利用抛光轮和精细磨料用机械加工的方法,对铸件进行快速、轻微反复摩擦修复体表面的作用,利用磨料与铸件之间的摩擦力,使铸件表面温度升高,表面的原子重新排列,填满磨痕,并形成一层薄膜,从而使铸件表面光亮。

2) 电解抛光:电解抛光是通过电解液与金属之间的氧化-还原反应,将金属基托挂在正极上,放入装有电解液的电解槽,负极为铅板,使金属表面凸起的部分被溶解或其表面的分子、原子重新排列,形成一不定形的薄膜,从而使得金属的表面平滑光亮(图3-31)。

3) 化学研磨:化学研磨是利用化学药品对金属表面进行溶解处理,使其表面达到平滑的方法,亦称为酸洗。化学研磨与电解研磨相似,主要是指将金属置于强酸、强碱液中浸渍,通过氧化—还原等化学反应,使金属表面变平滑。可明显缩短研磨时间,降低劳动强度。化学研磨作为一种研磨方法很少单独使用。临床常用的清扫水去除金属表面氧化物的方法,其实质也是一种化学研磨方法。不同金属的化学研磨液有差异,需适当调整。

(3) 生理意义:任何一件修复体在送到临床、戴入病人口内之前,都必须经过磨光、抛

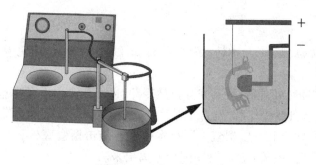

图 3-31　电解抛光仪器

光的精细加工过程,通过抛光,使义齿修复体表面光亮,达到舒适、美观、易清洁、抗氧化的目的。这个步骤是对义齿修复体的最后精加工,通过磨光、抛光处理后的义齿修复体,高度光洁,可大大减少患者的口腔异物感,明显缩短患者对义齿的适应期,提高口腔组织对义齿的适应性。同时可有效地防止食物、细菌、菌斑、软垢等在义齿表面沉积,便于患者保持口腔的清洁、卫生。义齿的高度光洁,还可极大提高义齿修复体的美观效果。

如果义齿修复体未经良好的磨光、抛光处理,义齿修复体表面粗糙不平,会直接刺激口腔组织,导致口腔软组织的炎症及各种口腔黏膜疾病;还容易发生污染和表面腐蚀,从而加速了义齿修复体的老化和变性,影响其耐腐蚀性及其色泽的稳定性,极大地缩短义齿修复体的使用寿命。

(4) 打磨、抛光原则:磨光、抛光是一项细致的工作,不能急于求成,要合理地使用磨光工具和材料,义齿的磨光、抛光必须遵循由粗到细、先平后光的原则进行。

(5) 树脂基托的磨光、抛光步骤和方法:磨光、抛光的步骤和方法主要为粗磨、细磨、抛光、清洗。

1) 粗磨:用大砂轮、砂石磨去较大的塑料菲边和基托过长、过厚部分以及妨碍就位的倒凹,使基托的大小、长短、厚薄合适。用裂钻将包绕在𬌗支托、卡环臂上多余的塑料磨去。再用圆钻、裂钻以及小号的柱形砂石将组织面上的塑料瘤磨去,并缓冲组织面上尖锐的突起部分,然后将黏附于组织面上的石膏轻轻去除干净,注意不要磨损塑料,以保证义齿与口腔黏膜的密合。最后,用夹持针裹上细砂布或砂纸将整个磨光面轻轻打磨一遍,使磨光面进一步平整。在打磨时,注意不要损伤卡环和人工牙。

2) 细磨:将布轮在水中浸湿后装于技工打磨机上,蘸上湿的磨光粉,将基托表面和边缘磨光。为了保证基托磨光面的形态,磨光中应变换方向,从不同角度磨向被磨的部位,使基托表面受压均匀。在细磨过程中要不断地加磨光粉糊剂和水,使义齿表面保持一定的湿度,以免塑料因摩擦产热而变形。在磨光靠近支架部位的基托时,尽量让布轮转动方向和卡环臂走向一致,以防止卡环被旋转的布轮挂住,造成卡环变形和基托折断。最后用超声波清洗机或高压喷射清洗机洗涤去除修复体表面附着物。清洗后的基托应浸泡在清水中,以防塑料变色和塑料因失水变形。

3) 抛光:用白毛刷加抛光膏或氧化锌糊剂抛光树脂,抛光时用力不要过大。

4) 清洗:用超声波清洗机或高压喷射清洗机洗涤去除表面附着物。

【注意事项】

1. 剪石膏时,注意石膏产生分裂力的方向,防止基托折裂。

2. 打磨使用的器械和磨光材料应遵循由粗到细的原则进行,先磨平后磨光。磨平时不能破坏基托外形,不可将基托唇、颊面牙根突度磨除。

3. 打磨时切勿伤及卡环,否则,使用中卡环易折断。

4. 打磨过程中应随时转换义齿角度和打磨部位,并使其表面均匀受力,避免打磨时产热,导致义齿塑料基托焦化或变形。

5. 采用石英砂、浮石粉糊剂抛光时,所用布轮、绒轮、毛刷均应浸湿,并应随时不断地添加磨光剂,以求达到最佳效果。

6. 在打磨机上抛光时,应把稳义齿,注意义齿与布轮的接触部位,勿使义齿卡环被布轮挂住导致变形,或义齿被弹飞、折断。

【结果评定】
评定塑料基托打磨、抛光技能的掌握情况。

实训九　可摘局部义齿的修理(6学时)

【目的和要求】
掌握可摘局部义齿的各种修理方法。

【实训内容】
1. 人工牙脱落或折断的修理。
2. 基托折断或折裂的修理。
3. 支托或卡环折断的修理。
4. 增加卡环、人工牙。

【实训用品】
折损旧义齿、台式电钻、砂石、雕刻刀、蜡刀、蜡片、牙托粉、牙托水、瓷杯、酒精灯、火柴、黏固粉调拌刀、钢丝、各式技工钳等。

【方法和步骤】
可摘局部义齿戴用一段时间后,患者可因基托、卡环、𬌗支托折断,人工牙折断或脱落,义齿基托与黏膜组织不密合等原因而来复诊。如果义齿没有变形,可经修理后继续使用。若多次折断,塑料老化,义齿基托翘动以及余留牙拔除过多等无法再修理,则需重做。

1. 义齿维护的方法　在患者离开之前,必须向患者解释可能遇到的困难以及对修复体和基牙的维护。指导患者正确的取戴可摘局部义齿。

(1) 应告知患者借助基托而不是用手指重复提升卡环臂离开基牙的方式取下可摘局部义齿,以避免卡环的折断。

(2) 应告知患者小心保持义齿和基牙的清洁。如果要预防龋齿的发生,就应该尽量避免食物残渣的堆积,特别是在基牙周围和小连接体的下方。而且要通过去除堆积的食物残渣、用牙刷按摩义齿支架覆盖的部分以取代舌体和食物接触的正常刺激,以防牙龈组织的炎症。

(3) 在饭后和睡觉前应该清洁口腔和局部义齿。在早餐前刷牙可以减少细菌数量,对于龋易感者而言,有助于减少饭后酸的形成。用小而软的鬃毛牙刷可以有效地清洁可摘局部义齿。通过使用不含摩擦剂的牙膏可以有效地清除食物残渣,因为它们含有清洁的基本成分。不能使用家用清洁剂和牙膏,因为它们很容易磨损丙烯酸树脂表面。应该告诉患者,特别是年老的或残疾的患者在盛有部分水的盆里清洁义齿,以防止义齿清洁时意外跌落而摔碎。

2. 义齿的修理方法

(1)人工牙脱落或折断的修理

原因:

1)人工牙的盖嵴面的粘蜡未去尽。

2)充填塑料过迟,材料凝固,塑料充填不足。

3)咬合不平衡或人工牙牙尖斜度过大。

4)人工牙跌断或开盒去石膏时不慎剪断人工牙。

处理方法:

仔细磨除人工牙残留部分,为防止出现自凝塑料与热凝塑料的色差,磨除部分舌侧基托和盖嵴部基托,保留唇颊侧基托。将脱落的人工牙重新配好色形,磨粗盖嵴部,用单体湿润人工牙盖嵴部和相应的基托部分,根据对颌牙的𬌗关系,用处于黏丝期的自凝塑料固定人工牙并形成舌侧面基托。也可选择合适的人工牙重新排列(注意咬合关系)后,以蜡固定并恢复基托形态,完成装盒等后续步骤。义齿完成后戴入患者口内调𬌗完成。

(2)基托折断或折裂的修理

原因:

1)在制作时基托过薄,基托内有气泡,强度不够,无增力丝或增力丝位置不当,未起到增力作用。

2)修复较小缺隙,由于缺隙的近远中径过小或由于对𬌗牙伸长、前牙区深覆𬌗等原因,造成𬌗龈距过小,义齿在这些部位只能做得很窄或很薄,致使该部位强度不能满足实际的需要。此外缺隙较小,用钢丝加固塑料结构的义齿,在较小的缺牙间隙中埋入较多的支架,致使包裹支架的塑料很少,也很易造成基托折裂或折断。

3)由于义齿使用时间过长导致基托与组织不密合,或咬合不平衡引起。

4)应力集中破坏力剧增。

5)患者使用方法不当,取戴不正确或经常性的咬硬物。

6)塑料部件的老化或跌断;金属构件的疲劳等。

处理方法:修理时应首先查出原因,才能取得好的修理效果,修理步骤如下:

1)断端吻合:洗净义齿,仔细对位折裂线,较短或基托折断无残缺能准确复位,可在折裂缝处用烧红蜡刀烫接,再用火柴梗数根,横跨裂缝并用蜡固定,使折断义齿成一整体。也可先将义齿的断端吻合,用502胶黏结固定,注意断裂面不能有任何的移位。

2)灌石膏:在基托组织面灌石膏(如果义齿不易对位,则须戴入患者口内,重取印模、灌注模型),待其凝固后,在基托折断处两侧各磨成约5mm的斜坡,深达石膏面,但不得损坏石膏模型。

3)放置金属丝:可磨出2~3条与折裂线垂直的沟槽,以便埋放钢丝。合理地放置金属丝应符合以下原则:①金属丝最好是矩形的,而不是圆形的。②金属丝的周边应呈锯齿状或制成弯曲状,以便与塑料机械结合。③金属丝的走向应避免与周围塑料的内力方向相交,而应与断裂线正交。④金属丝的位置应偏向拉力侧和磨光面。

4)加厚薄基托:对较薄的折裂基托进行加厚。先用小轮状砂石将折断线两侧的基托磨去一部分,露出宽阔的新生面,为提高新旧树脂之间的结合,新生面应为斜面,以加大接触面积。

5）完成修理：可按原树脂基托的色调选择颜色相同的自凝树脂并用毛笔构筑，注意不要混入气泡，构筑时修复处应略厚于其他部位。聚合后按常规打磨抛光。

若基托折裂线长且伴有较大的缺损而难于复位固定者，应将折断的义齿戴入口中，并用自凝塑料在口内将义齿作暂时黏接固定，然后取模、修理。若义齿仅为裂缝而不需对接，可直接在义齿组织面灌注石膏后进行修理。

（3）支托或卡环折断的修理

原因：

1）卡环、𬌗支托过细，过薄或粗细不均导致过弱。

2）不锈钢丝弯制时弯曲次数过多，用力过猛使金属产生疲劳。

3）初戴时𬌗支托、卡环体磨改过多，金属表面存在裂痕、钳印。

4）铸造不当以致金属内部形成缩孔、砂眼等。

5）使用不当，强力摘戴。

处理方法：

1）仔细检查𬌗支托沟深度和宽度是否足够，否则应加深加宽，或适当磨改对颌牙尖。

2）用裂钻将折断的卡环臂或𬌗支托连同连接体从基托内取出，尽量不损坏基托组织面。将义齿戴入口内用弹性印模材料取印模，取出印模后将义齿放在印模内应有的位置上，在基托组织面涂以分离剂，然后灌注模型。磨除折断的卡环臂，𬌗支托附近的基托，在模型上制作卡环臂或𬌗支托，然后用蜡把卡环臂或𬌗支托固定在正确的位置上，再用自凝塑料修补。

（4）增加卡环、人工牙：义齿戴入患者口腔内，制取上下颌印模，灌注模型；切除多余的托或卡环，与新基托连接的原基托表面需磨粗糙；弯制需增加的支托或卡环，对位固定，用蜡形成基托，完成装盒。上述修理方法有时也可用自凝塑料完成。

【注意事项】

1. 需增部件必须对好位，同时注意咬合关系的调整。

2. 用自凝塑料修理时，模型石膏上要涂布分离剂。

【结果评定】

评定学生对修理义齿的几种方法的掌握情况。

实训十 高熔合金铸造支架的设计、复制耐火材料模型技术（8学时）

【目的和要求】

1. 熟悉带模整体铸造的过程。

2. 掌握复制耐火材料铸模的方法。

【实训内容】

1. 工作模型的准备和设计。

2. 翻制耐火材料工作模型。

【实训用品】

模型观测仪、倒凹测量器、石膏模型、复制型盒、雕刻刀、振荡器、温度计、琼脂、红蜡片、

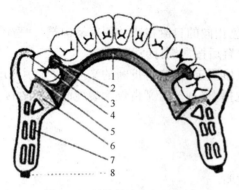

图 3-32　整体铸造支架的组成

1. 大连接体;2. 支托;3. 小连接体;4. 固定体;5. 邻面板;6. 加强带;7. 网状连接体;8. 支架支点

红蓝铅笔、磷酸盐耐火材料、橡皮碗、石膏调拌刀。

【方法和步骤】

整铸支架式可摘局部义齿亦称铸造法制作可摘局部义齿。它的优点是:坚固结实、不易变形,固位和稳定效果好,体积较小、舒适美观、异物感小,恢复的功能较弯制式可摘局部义齿强。但因其工艺性较强,技术条件高、操作较为复杂、对基牙的健康条件要求高、成本和价格较贵等因素成为其不足点(图 3-32)。

铸造法可摘局部义齿的制作,主要是支架的制作,而支架制作有带模铸造法和脱模铸造法两种制作工艺,带模铸造法是临床最常采用的一种方法,其制作工艺流程如下:

$$\boxed{\text{石膏模型}} \rightarrow \boxed{\text{耐高温材料模型}} \rightarrow \boxed{\text{蜡型}} \rightarrow \boxed{\text{包埋}} \rightarrow \boxed{\text{铸造}} \rightarrow \boxed{\text{铸件}}$$

1. 模型设计、填倒凹

(1) 模型准备:模型的缺牙区及义齿覆盖部分的相应部位应无气泡,有良好的咬合关系。如有石膏"小瘤",应予修除。将上、下模型对合在一起,在其唇、颊侧划上咬合标记线。

(2) 绘制观测线:确定可摘局部义齿的就位道,即义齿在口内戴入的方向和角度,一般可采用以下两种方法:

1) 平均倒凹法:即将基牙上的倒凹作平均分配,此法制成的义齿,其共同就位道的方向即是各基牙长轴延伸线交角的分角线方向,若基牙长轴彼此平行,则就位道的方向与基牙长轴方向一致。适用于缺隙多、基牙倒凹较大的情况。具体实施方法是,将模型固定在观测仪的观测台上,使牙列的𬌗平面与观测仪的底座基本平行,将分析杆保持在与之垂直的方向。分析各基牙上的倒凹大小,根据各基牙上倒凹情况来调节模型的倾斜度,将模型固定于平均倒凹的位置,划出模型的观测线。

2) 调节倒凹法:缺隙两端基牙的倒凹不作平均分配,而是有意地将倒凹集中在基牙的一端或一侧,因而可使基牙上形成不同类型的观测线。此种义齿的就位方向是斜向转动就位。此法是通过调节观测仪之观测台的倾斜度,使模型向前或向后、向左或向右倾斜而使倒凹调节,形成所需就位道。通常适用于基牙牙冠短,基牙长轴彼此平行,𬌗力与义齿的共同就位道方向一致的患者。

在示教以上确定就位道的方法后,按平均倒凹法划出基牙的观测线。在划基牙观测线的同时,将分析杆与余留牙及牙槽嵴接触,同时标出余留牙和牙槽嵴的倒凹,作为填塞倒凹的依据。

(3) 填塞倒凹:在模型上用加色石膏(蜡)等,将不利于义齿就位的牙及组织倒凹填平,以免误将卡环体、人造牙或基托等非弹性部件进入倒凹区,影响义齿的就位。

1) 填塞倒凹的部位:缺隙两侧基牙的近远中倒凹。

基托范围内,妨碍就位的软、硬组织倒凹。

基牙及义齿范围内余留牙的楔状缺损。

硬区、骨突和龈乳头等需要缓冲的区域应薄薄地涂上一层填塞材料。

模型缺损、气泡及拔牙创未愈而形成的明显凹陷。

2）填塞方法：将模型浸泡在水中，彻底浸透（约浸泡5min）。

取出模型，用干毛巾轻轻吸去表面的水分。

用水调拌加色石膏（不要太稀）。

用水门汀调刀取适量加色石膏，按设计要求填去不利的倒凹。

待填塞石膏初凝，用小排笔将进入支托凹等处的石膏洗净，并按就位道相反的方向将填塞石膏轻轻刷光。

石膏初凝后，进一步检查，修去过多的填塞料，并补其不足之处。

（4）设计标志线：根据测绘的观测线，在石膏工作模型上设计并划出各类标志线。要求标志线准确、清楚，为义齿支架蜡型的制作提供明显的标示。

1）黑色线：表示观测线（已测绘）。

2）蓝色线：表示各类金属支架（卡环、支托、金属加强丝及铸造物等）。

3）红色线：表示基托的范围和边缘。

4）模型缺牙区需做网状结构处铺上一层0.5mm厚的薄蜡片，预留出以后鞍基金属网支架下塑料部分的空间，便于排牙及与塑料结合（图3-33）。

5）如果设计的是托式支架，可以在基托的边缘处，用雕刻刀将工作模型轻轻刮除一浅层约0.5mm，以保证以后铸件能与黏膜紧密贴合。在需要设计支点的部位（如缺牙区牙槽嵴顶的远中游离端），切除该处的补垫蜡片，形成一个约$2mm^2$直径的圆形支架支点，以防止义齿后期制作时移位。

2. 复制耐火材料铸模

（1）翻制琼脂印模

1）将凝胶状琼脂印模材料切成小块放入恒温机、微波炉或水浴锅内，隔水加热使其熔化，待全部熔化均匀后，让其自行缓慢降温至52～55℃。如温度过低、流动性差，易造成灌注不全，而导致模型变形和失真。如温度过高，可使衬垫在模型上的蜡片软化变形（图3-34a）。

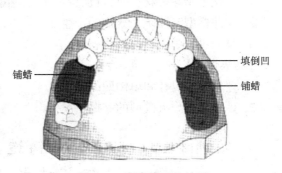

图3-33 石膏模型的处理

2）复制耐火材料铸模前，将工作模型与琼脂复制型盒一起放在30℃水中浸泡10min（避免工作模型吸取印模材料中的水分和琼脂印模材料发生粘连，同时又可增加模型的湿润性），用纱布吸去表面水分，把工作模型放入琼脂复制型盒内的中间，其四周空隙尽量一致（特别是需制作固位体的重要部位），确保琼脂印模材的厚度均匀，以免印模收缩不一而变形。将适宜温度的琼脂印模材料从复制型盒上端的喂料孔中，以缓慢、小水流式的速度灌入型盒中，直至从孔洞内溢出为止。

3）琼脂印模材料的冷却方法有两种：①灌注20min后，将复制型盒置于水中冷却，水深约为型盒高度的1/3，使琼脂印模材料自下而上逐渐冷却。20min后再加水，使整个型盒浸泡于其中，直至琼脂完全达到凝胶后从水中取出。②将复制型盒置于室温下自然冷却至完全凝胶化。此法一般只宜在冬季使用。

4）将工作模型从琼脂印模中取出，检查印模有无裂隙、气泡等不足之处，如不符合要求，则需重新翻制琼脂印模（图3-34b）。

（2）灌注耐火材料模型

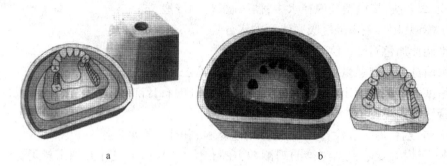

图 3-34　复制模型

a. 石膏模型置于复模型盒的中央;b. 琼脂完全冷却后取出石膏工作模型

1）取适量的磷酸盐材料,按生产厂家规定的粉液比例调拌耐火材料。

2）在 30 ~ 60s 内充分调拌均匀,立即将调拌好的磷酸盐材料注入复制型盒之印模内,同时启动振荡器,直至注满阴模。或采用真空调拌,效果更好。

3）灌注好的铸模放置大约 30 ~ 45min 完全凝固后,方可从印模中脱出。

4）最后,让磷酸盐耐高温模型自行干燥,或在温度为 80 ~ 100℃ 的烘箱内烘烤 1 ~ 1.5 小时,使模型充分干燥。

【注意事项】

1. 溶化琼脂印模材料时,可加少量水,以补偿蒸发的水分。

2. 灌注模型时须防止气泡的产生。

3. 复制过程中要避免损伤模型。

【结果评定】

1. 评定模型设计和填倒凹的情况。

2. 评定复制耐火模型的掌握情况。

实训十一　高熔合金铸造支架的蜡型和安插铸道工艺技术(8 学时)

【目的和要求】

1. 了解模型浸蜡的意义。

2. 熟悉安插铸道的方法。

3. 掌握带模整体铸造支架蜡型的制作的方法。

【实训内容】

1. 磷酸盐耐火模型浸蜡。

2. 铸造支架蜡型的制作。

3. 铸道安插。

【实训用品】

耐火材料模型、蜂蜡、蜡刀、红蓝铅笔、薄蜡片、网状蜡、各型蜡条、酒精灯、调拌刀、橡皮碗、铸圈。

【方法和步骤】

1. 蜡型制作原理

（1）蜡型制作的原则

1）蜡型应紧贴于模型上，表面应光滑、圆钝，无锐角、毛边或缺损。

2）卡环臂和卡环体应呈内扁外圆形，与基牙接触面大而密合。

3）加强网应呈扁平状，离开模型少许。

4）金属和塑料连接处应为直角台阶，以保证塑料边缘有足够的厚度。

5）蜡型各部位的连接处，应牢固、平整一致。

6）雕塑蜡型时应避免损坏模型，尽可能地保持模型的清洁。

7）在不影响义齿的功能、稳定和坚固的情况下，蜡型应尽量作得小巧、精致和美观。

（2）支架蜡型制作的要求

支架蜡型需要根据模型设计所确定的支架类型和位置进行制作，使其各部件的粗细、厚薄均应符合固位、坚固和美观要求。

1）卡环臂和卡环体应是内扁外圆的半圆形。内扁是指其与基牙接触的面积应较大以利于固位，外圆指的是其磨光面应圆钝，不刺激软组织，易于清洁也利于美观。卡环体应稍粗大，由卡环体部至卡环臂尖，应逐渐变细并进入倒凹区。

2）𬌗支托呈匙形，越靠近𬌗缘越宽亦越厚，在𬌗外展隙处与卡环体相连，但不能影响咬合。

3）加强丝、网状支架应呈扁平状，并离开模型 0.5mm 以上，以便为塑料基托所包埋。

4）连接杆因其类型和安放位置的不同，其宽度、厚度要求亦不同。一般前腭杆宽而薄（宽 4~6mm，厚约 1.2mm）；后腭杆稍宽而较厚（宽 4~5mm，厚 1.5~2mm）；舌杆窄而厚（宽约 2.5~3mm，中份厚约 1.5~2mm）。连接杆或腭板、舌板、金属基托进入到与塑料连接处，应形成适当台阶，使之与金属连接的塑料边缘有一定的厚度，以免形成薄边易与金属分离或折裂破碎。

（3）蜡型制作的材料：铸造支架用蜡，常选用具有一定形态或各种规格的半成品的薄蜡片、蜡线条、卡环蜡和蜡网。半成品蜡使用方便，只需在火焰上或用电热风软化，轻轻贴附于相应位置即可将半成品蜡件组合成蜡型。有时也可将基托蜡和嵌体蜡各 50% 熔化而成，采用滴蜡成型法制作蜡型。

2. 蜡型制作的程序和方法　在制作铸造支架的过程中，应用可熔性材料所塑制的义齿铸件的雏形，称为熔模或铸型。熔模的质量直接影响铸件的精确度，只有制作出质量优良的熔模，才能获得优质的铸件。

熔模的制作，常用的可熔性材料有蜡和塑料。用蜡制作者称为蜡熔模（亦称蜡型）。

（1）蜡型制作的方法：制作支架蜡型可采用成品蜡件组合法、滴蜡成型法及成品蜡件与滴蜡成型结合法。

应用蜡制作熔模是临床最常采用的方法。铸造支架用蜡，常选用具有一定形态或各种不同直径、厚薄的半成品的薄蜡片、蜡线条、卡环蜡及网状蜡等。

1）成品蜡件组合法：成品蜡件组合法是将各种成品或半成品预成蜡件，如基托薄蜡片、网状支架蜡、卡环蜡、连接杆蜡条等，烤软后按设计要求，贴附于模型的相应位置上，并确保其与耐火材料模型的贴合，组合成一整体。

2）滴蜡成型法：滴蜡成型法是用蜡刀将铸造蜡在酒精灯上熔化，按设计要求在模型上滴蜡成型，加以修整后，形成铸造所需的支架形状。

3）成品蜡件与滴蜡成型结合法：成品蜡件与滴蜡成型结合法的支架蜡型制作，先应用成品蜡件完成支架蜡型的大部分，然后再用滴蜡法制作支托、形状较特殊的连接杆、蜡模边缘及个别需要加厚的部位等。

（2）带模铸造支架蜡型的制作

1）网状支架蜡型的制作：在模型的缺隙区、牙槽嵴顶部铺置网状支架蜡，蜡网上的网眼可有多种形状，此为与塑料结合的固位装置。应用湿纱布或湿棉球将蜡网加压致其与模型贴合，再用热蜡刀滴蜡将蜡边缘封闭。

2）基托蜡型的制作：可选择皱纹蜡片，或光面蜡片。在设计有金属基托的位置上进行铺置，按标划线修整基托蜡型的形状，压贴合后滴蜡封闭蜡片边缘。上颌腭侧基托，大多选用皱纹蜡片；小面积基托或连接杆式基板，常选用光面蜡片。

3）连接杆蜡型的制作：连接杆的制作最好采用半成品蜡线条，加热软化后加以修整完成：①后腭杆可选用 3~4mm 宽的半圆形半成品蜡条；②前腭杆可选用宽约 8mm、厚约 1mm 的蜡件；③舌杆可选用 5mm 宽的半梨状半成品蜡条；④形状较特殊的连接杆，可使用滴蜡成形法制作蜡型。

以腭杆的制作为例，按照铸模上所画腭杆的形态，将两层薄蜡片烤软后轻轻贴于铸模上（图 3-35a）。用雕刻刀修整并切除多余的蜡片，然后用熔蜡封闭其边缘（图 3-35b）。

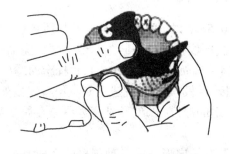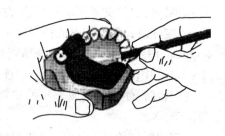

a   b

图 3-35　腭杆的制作

a. 将薄蜡片烤软后贴于铸模上；b. 熔蜡封闭薄蜡片边缘

4）支托的制作：可用热蜡刀直接取铸造蜡，采用滴蜡成形法形成蜡型，并与卡环体连接，再用蜡线条形成连接体部分。根据咬合接触关系修整𬌗支托的形态和厚度，不应存在过早接触（图 3-36a 和图 3-36b）。

5）卡环蜡型的制作：选用与模型上基牙相适应的成品卡环蜡型，经微热变软后，按照模型上标示的观测线，将蜡卡环按设计要求的位置，采用轻压、粘贴的方法完成。

6）蜡型各部件间的连接：各个小连接体以及各个部件间的连接处，均应将蜡烫熔使其结合，修整外形和厚度，将支架蜡型连接成为一整体（图 3-36b）。

7）蜡型的整体修整完成后，可再作进一步的修整，并用微热吹光表面。

（3）具体制作步骤

1）浸蜡：将铸模放入 80~100℃ 干燥箱内干燥 2h（或自然干燥），取出放入已熔沸的蜂蜡中浸泡 15~30s，取出铸模放入 100℃ 烘箱中烘烤，使蜡液均匀吸收后，取出铸模自然冷却后备用。

2）制作支架蜡型（熔模）：①根据工作模型上的设计，用有色铅笔将设计方案复绘在耐

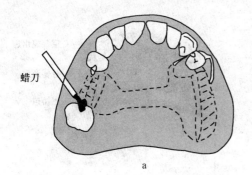
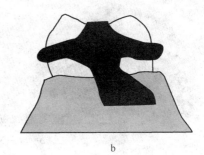

图 3-36　𬌗支托的制作

火材料模型上。②选择一厚度适宜的薄蜡片(或皱纹蜡片)烘软,在划定的基托范围内,用手指压蜡片使之与模型贴合,用蜡刀切除多余部分,并封闭其边缘。③在缺隙区牙槽嵴顶部铺置网状连接体。④制作与塑料基托连接的台阶。⑤选用成品卡环蜡条形成卡环臂、连接体、支托,滴蜡使之连成整体。⑥卡环臂、连接体等部位用喷灯喷光。

3. 铸道的选择和安插　铸道是金属熔融后注入铸腔内的通道。铸道选择的正确与否将直接影响铸件的铸造质量,若选择设置不当,在铸造时可发生铸造缺陷。

(1) 铸道的设置及应注意的问题

1) 铸道的直径:铸道应有足够大的直径,以便熔化的合金能容易、快速地注入铸模腔,形成铸件。体积较大的整体铸件,其主铸道常用直径 6~8mm 的圆形蜡条制作,而分铸道一般用直径为 1~1.5mm 的蜡线条形成。

2) 铸道的位置和形状:铸道的位置应选择易于熔金流至整个铸腔中的部位,各级铸道均应避免形成过度弯曲,尽量减小熔金流入时的阻力,以保证熔金能直接、顺利地进入铸模腔。

3) 铸道的直径和储金球的体积:铸道的直径和储金球的体积大小应与铸件的大小比例相适合,即铸件体积大者,铸道的直径应加粗且数量也应增加,储金球的体积也应加大,以补偿铸金在冷却时的收缩,确保铸件的完整性。

4) 逸气道的设置:铸件体积较大时,可应用直径约为 0.5mm 的蜡线条,于蜡型的四周或边缘放置几个逸气道,目的是避免铸件的末端细微部位滞留空气,造成铸造不全。

(2) 铸道的安插:铸道安插的形式和种类通常有以下几种方式。现以带模铸造法为例,分别介绍。

1) 铸道的形式:带模铸造法的铸道有单铸道和多铸道两种形式。

单铸道:常适用于上颌,且有较大面积金属基托的铸件。一般用直径约为 6mm 的圆形蜡条,安放于蜡型的后缘中份,形成单一铸道(图 3-37a)。

多铸道:除放置直径较大的主铸道外,尚有 2~4 个分铸道。各分铸道的长短应基本相同,以便在进行铸造时,熔化的合金可同时流至铸模腔的各个部位,故主铸道应尽可能位于蜡型的中份(图 3-37b)。

2) 铸道的安插:铸道的安插根据设计不同,有反插铸道、正插铸道、垂直铸道和螺旋单铸道等类型(图 3-38)。临床以反插铸道和正插铸道最为常用。

反插铸道:反插铸道的主铸道插在蜡型所在模型的底部,在复制耐火材料模型时,因模型在上颌腭顶或者下颌口底中心部位的材料较薄,容易修整成孔。首先,在上颌腭顶或者

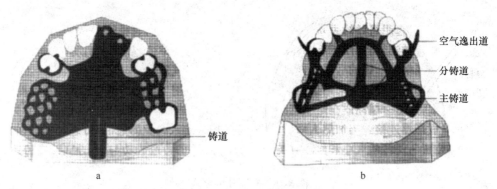

图 3-37　铸道的形式

a. 单一铸道；b. 主铸道位于蜡型的中份

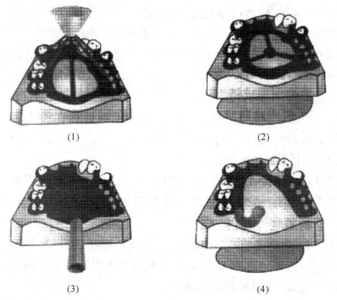

图 3-38　铸道的安插

(1)正插铸道；(2)反插铸道；(3)垂直铸道；(4)螺旋铸道

下颌口底的穿孔部位安放浇铸口成形器(或称铸造成型座)，再在其上安放直径 4～6mm 的圆形蜡条作为主铸道，并穿过此孔到达模型上方。蜡型上的分铸道应与此主铸道连接，并在相应部位增大形成储金球。分铸道(或横铸道)的设计，则应根据支架蜡型的大小、形状和蜡型的不同部件等情况来确定具体的数量和方向。

　　正插铸道：正插铸道时的主铸道，应设置在耐火材料模型的正上方，蜡型的各主要部件通常依靠多个分铸道进行连接。根据蜡型的大小和部位，应用 2～4 根直径为 1～1.5mm 的圆形蜡线条，其一端分别插在固位体、连接体及网状支架上，另一端向中央的主铸道集中，并与其牢固连接。主铸道可采用直径为 4～6mm 的圆形蜡条。在主铸道的下方、各铸道集中处，采用滴蜡法形成储金球，以补偿铸件的收缩。主铸道与浇铸口成形器连接。有时，为防止铸件细微末端处滞留空气、造成铸造不全，也可在蜡型四周放置数根直径为 0.5mm 的圆形细蜡条，作为铸造时滞留空气的逸气道。

垂直铸道:在上颌全腭板铸造时,通常使用垂直铸道。垂直铸道通常位于支架蜡型的后缘中份,铸道选用直径约为 6~8mm 圆蜡条,只需设单一的、直径较大的主铸道。

螺旋单铸道:通常用于下颌支架的整体铸造。螺旋单铸道按顺时针方向,将单一主铸道设置在铸模蜡型一侧的后端,另一端加辅助排气的逸气道。

在可摘局部义齿整铸支架蜡型的制作时,铸道通常选用半成品的圆形蜡线条制作而成。按照设计要求,铸道一端黏固在蜡型宽而厚的部位(一般对铸件形态影响较小的位置),另一端与浇铸口成形器连接。当加热去蜡后,即为熔融金属注入铸腔的通道(铸道)。铸道的直径、数目和位置与铸件的大小和形态有关,并决定着铸件的铸造成功与否。最后,当铸道安放位置恰当、合适后,再将整个蜡型连同铸模,借主铸道固定在浇铸口成形座上,以备进行包埋。

在实际工作中应根据熔模的大小、形式及制作方法等因素具体分析、灵活运用铸道的安插方式,才能取得满意的效果。

3)蜡型去脂:用毛笔蘸酒精或肥皂水轻轻洗去蜡型和铸模表面的油脂,再用无压力的清水冲洗干净。

4)选择铸圈:根据铸模大小选择合适的铸圈,要求铸圈周径应较铸模大 5mm 以上,铸圈上缘距蜡型最高点约 10mm,在铸圈内壁衬以约 1mm 厚的石棉纸。

【注意事项】

1. 蜡型应与模型密贴。

2. 注意铸道的安插部位。

3. 蜡型各部分连接处应牢固。

【结果评定】

1. 评定蜡型制作效果。

2. 评定安插铸道是否达到要求。

实训十二 高熔合金铸造支架的包埋工艺技术(4 学时)

【目的和要求】

1. 掌握带模整体铸造支架蜡型的包埋方法。

2. 了解包埋材料。

【实训内容】

支架蜡型的包埋。

【实训用品】

包买料、铸圈、调拌刀、橡皮碗等。

【方法和步骤】

1. 包埋的目的 支架通常用高熔合金铸造而成,所以,蜡型的包埋应使用高熔铸造合金包埋材料。蜡型完成包埋后,通过加热除蜡而形成铸型腔,以便于熔化金属铸造成型。由于义齿支架的制作是在高温下进行,故要求包埋材料具有以下性能:①包埋材料在铸造温度时,不熔化、不分解,化学性能稳定;②包埋材料须具有较大的温度膨胀、吸水膨胀及凝固膨胀系数,以补偿蜡型和铸金冷却时的体积收缩;③包埋材料应有足够的抗压强度,即使在铸造高温下也应如此,方能承受离心铸造时的冲击力而不至于破碎;④包埋材料不应与熔金发生任何化学反应;⑤加热除蜡后,所形成的铸腔内表面应光滑、清晰,以免影响铸件的光洁度和精确度;⑥包埋材料应有足够的透气性,以利于铸造时铸腔内空气的逸出。

2. 包埋材料的选择 按铸造合金的性质和要求选择合适的包埋材料。可摘局部义齿支架的铸造,通常多用钴铬合金或 18-8 铬镍不锈钢等高熔铸造合金。为此,必须选用与之相匹配的高熔铸金包埋材料,常用的高熔铸金包埋材料有正硅酸乙酯包埋材料和磷酸盐包埋材料两种。

硅酸乙酯包埋材料有一定的凝固膨胀和较高的温度膨胀,铸造支架的蜡型不易变形。在进行包埋时,能节省作为内包埋材料的硅酸乙酯包埋材料。而且,外包埋材料采用的是颗粒较大的粗石英砂,有足够的透气性,硅酸乙酯包埋材料为国内临床常采用的包埋材料。

磷酸盐包埋材料有较好的凝固膨胀和温度膨胀。磷酸盐包埋材料除可用于复制耐火材料模型外,也常用于铸造包埋。

3. 包埋的步骤

(1)包埋前的准备

1)蜡型的清扫与脱脂:用毛笔蘸肥皂水或 75% 酒精轻轻清扫蜡型表面,以除去油脂,然后用细小的室温流水缓缓冲净,并使用轻压力空气吹干。经过如此处理后的蜡型,有利于包埋材料附着,可避免包埋时在蜡型表面残留微小气泡,致使铸件表面形成小结节。

2)铸圈的选择:铸圈的大小应根据铸模的体积进行选择。合适的铸圈应是:①铸圈的周径至少应比铸模的周径大 5mm 以上;②铸圈的高度应比蜡型最高处高出 6.5mm 以上。

3)铸圈的准备:在铸圈内面衬以 1mm 厚的湿石棉纸,其目的是:①使包埋材料和铸圈之间有一定间隙,以供包埋材料凝固膨胀、吸水膨胀和温度膨胀之用;②铸造时,当熔金注入铸模腔内,有利于铸腔内的空气顺利逸出。

(2)包埋方法:包埋方法有一次包埋法和二次包埋法。一次包埋法是指一次性调拌足够的材料完成包埋的方法;二次包埋法分为内层包埋和外层包埋两个步骤,先行内包埋,再通过外包埋最终完成包埋的方法。临床在选择采用哪种方法进行包埋时,可根据支架的大小和类型、高熔铸金包埋材料的种类等来确定。

1)硅酸乙酯包埋材料包埋法:硅酸乙酯包埋材料应采用二次包埋法进行包埋。硅酸乙酯包埋材料有一定的凝固膨胀和较高的温度膨胀,铸造支架的蜡型不易变形。在进行包埋时,能节省作为内包埋材料的硅酸乙酯包埋材料。而且,外包埋材料采用的是颗粒较大的粗石英砂,有足够的透气性,为国内临床常采用的包埋材料。

①内层包埋:将正硅酸乙酯水解液和 200 目的细石英砂,按 1:3 的比例调和均匀成糊状,用毛笔仔细地涂在蜡型表面,将整个支架蜡型覆盖。然后,不断转动模型,在其上撒布一层 30~40 目的粗石英砂(称为挂砂),以吸除多余液体,并提高内包埋料的强度和透气性。随后,将其置入有浓氨水的玻璃干燥器内,氨气干燥固化处理 15~20min。取出后,重复上述操作步骤,同法作第二层或第三层包埋,直至内包埋材料的厚度达到 3~6mm 左右,内层包埋完成。②外层包埋:内层包埋料完全硬固后,将内包埋好的铸模放置于通风处,使氨气挥发干净,套上铸圈,准备外包埋。外层包埋料按粗石英砂(30~40 目)与煅石膏 9:1 的比例,加水调和均匀后,顺铸圈内壁的一侧缓缓注入,轻轻振荡、排除气泡,直至注满铸圈。

2)磷酸盐包埋材料包埋法:磷酸盐包埋材料有较好的凝固膨胀和温度膨胀。包埋方法有一次包埋法和二次包埋法,可根据具体需要进行应用。临床操作时,应严格调和比例,按

100g 磷酸盐包埋料与 13ml 水(或专用液)调拌使用。

一次包埋法:磷酸盐包埋材料的调拌和包埋,在有条件时,最好在真空调拌机中进行,此包埋方法应用较为广泛。采用磷酸盐材料进行包埋,包埋后的质量高,但较硅酸乙酯包埋材料价格偏贵,还常需特殊的真空包埋设备。

①根据铸模和铸圈的大小,按正常比例调和适量的材料,一次性注满铸圈,完成包埋。②使用真空包埋材料调拌机进行包埋时,可作一次性无圈包埋。该方法包埋时不需金属铸造圈,在真空包埋机中通过铸型成形器进行包埋,材料凝固后去除铸型成形器,即得到无圈铸型。无圈铸型因其没有金属铸圈的限制,包埋材料的膨胀完全,具有较强的抗冲击能力。

二次包埋法:磷酸盐包埋材料采用二次包埋法,也需进行内包埋和外包埋两个步骤。将磷酸盐包埋材料按常规比例加水调拌成糊剂,用毛笔均匀涂刷蜡模表面,致磷酸盐材料内包埋层在蜡模外形成厚度约 3~4mm 的壳型。

磷酸盐包埋材料凝固后,内包埋完成。然后,按常规比例调拌粗石英砂和煅石膏,进行外包埋的操作。

【注意事项】
1. 包埋时必须防止起泡的产生。
2. 必须严格按照厂家给出的水分比例进行调拌材料。

【结果评定】
评定包埋的步骤和方法。

实训十三 高熔合金铸造支架的焙烧、铸造工艺技术(4 学时)

【目的和要求】
1. 了解高频感应电熔离心铸造机的工作原理和使用方法。
2. 掌握带模铸造的焙烧和铸造的方法。

【实训内容】
1. 铸圈的焙烧。
2. 铸造过程。

【实训用品】
高频感应电容离心铸造机、烤箱、喷砂机、铸圈、坩埚、钴铬合金。

【方法和步骤】
1. 烘干、焙烧 高温除蜡的目的是去尽铸型中的水分和蜡质;使包埋材料产生温度膨胀,获得一个能补偿铸金收缩的铸型腔;提高铸型的温度,减少铸造时铸型与合金液之间的温度差。

(1) 高温炉的选择和使用:高温除蜡应在蜡型外包埋完成至少 2 小时以后进行,最好在次日;选择在能自动控制温度的电烤箱中进行高温除蜡,这样,有利于控制铸圈升温的时间和速度。

高温除蜡分为低温烘烤和高温焙烧两个阶段进行。首先进行低温烘烤去蜡,以去除铸型中的水分和蜡质,避免熔蜡损坏高温电炉。方法是将已去除型孔座(或蜡底座)的铸圈,铸道口向下放入电烤箱中,以便于熔蜡的外流。如果铸道内有金属丝,短暂烘烤后使蜡型变软后,即可拔出金属丝。逐渐加温至300℃,再将铸圈的铸道口向上,维持30min,使残存蜡质进一步燃烧和挥发干净。然后,在1小时内缓慢升温至400℃,结束低温烘烤阶段,继续加温进入高温焙烧阶段。

高熔合金包埋材料的铸型应焙烧至900℃,维持15~20min,当铸圈呈赤红色时,方可进行铸造。

(2)铸圈在焙烧过程中有两次恒温:第一次恒温是在低温烘烧去蜡阶段,其目的是使包埋材料中的水分得以蒸发,不致产生铸型破裂;让蜡质大部分熔化外流,以保证铸型腔内壁不产生缺陷。第二次恒温是在最高焙烧温度后的恒温维持,其目的是保证包埋材料内外温度一致,获得均匀的热膨胀;使铸型的内外温度与显示器上的温度一致,以最终获得一个完整的、高精度的铸件。

表 3-2 温度及铸圈颜色的关系

温度(℃)	铸圈颜色
<400	无颜色改变
470	初可见的暗红色
500~600	暗红色
700~800	樱桃红色
900	赤红色
950~1000	黄色
1050	淡黄色
>1150	白色

不同的包埋材料其焙烧的时间和速度是各不相同的,即使是同一种材料,但生产厂家不同,其焙烧的时间和速度也有所不同的,特别是采用低温铸造的钛及钛合金的铸型。因此,在使用前注意阅读说明书,按照厂家提供的方法进行操作,以确保能获得理想的铸件。

(3)若无电烤箱可改用碳炉或煤气炉加温,根据铸圈焙烧后的颜色改变来确定温度(表3-2)。

2. 铸造 铸造是指加热熔化合金并将液态合金通过一定的力量注入铸型腔内,形成铸件的过程。

(1)铸造合金材料和设备

1)材料:目前铸造支架常用的金属有18-8镍铬不锈钢、钴铬合金等高熔合金,熔点在1300℃以上。另外,钛及钛合金也已用于铸造支架,使金属支架在生物相容性、弹性、重量等性能方面都有较大提高。

2)设备

A. 热源:整铸支架所采用的金属为高熔合金,如镍铬合金和钴铬合金。高熔合金的熔点多在1300℃以上。常用的热源有:①高频感应加热:其原理是利用高频交流电产生的磁场,使被加热的金属内产生感应电流,由于电阻效应产生大量的热能,温度可达1400℃以上,具有熔金速度快、合金熔化均匀、元素烧损少、无弧光、操作简便及成功率高等优点,是现在广泛采用的热源。②直流电流加热:通过电极发生的电流产生弧放电,弧放电产生的高热将金属熔化,电弧中心的最高温度可达4000℃以上。③乙炔吹管加热:乙炔为可燃气体,氧气是助燃气体,两种气体通过吹管的调节,混合燃烧,温度可达3750℃。

B. 铸造机

高频感应离心铸造机:离心铸造是口腔修复中广泛采用的铸造方法。高频感应离心铸造机采用电动机式离心系统,其优点是具有较高的初速度,操作方便,铸造成功率高,并且铸造时合金的熔化速度快而均匀,金属元素烧损小,噪声小。

真空吸引铸造机:利用真空铸造炉的真空负压作用,待金属熔化后,对半坩埚的下部会分开,将熔化的金属吸入铸模腔内,加之熔化合金的重力作用形成所需的铸件。

真空充压铸造机:同样是利用真空负压作用,将熔化的金属吸入铸模腔内,但随即还会注入惰性气体加压,铸成高致密度的铸件。

若选用钛或钛合金铸造义齿的支架,则应使用专用的牙科铸钛机进行铸造,真空铸造为其首选方法。

(2) 铸造的程序

1) 铸造方法:有离心铸造、吸引铸造、加压铸造三种铸造方法。

离心铸造:其工作原理是利用发条的弹力或电动机的牵引,通过中心轴带动水平杆(旋转臂)或垂直杆(旋转臂)的转动产生离心力,从而将熔化的合金注入铸型腔内。铸造机旋转臂的一端为熔金坩埚和铸圈,另一端为平衡砣。铸造前根据铸型的大小调整平衡砣,使旋转臂的两端处于平衡状态。在坩埚架上放已经预热的坩埚,并将事先选择好的合金金属块置入其中。将经焙烧后的铸造圈放在铸造架上并固定好,开始熔化合金,当熔化的合金达到要求后,立即按动铸造按钮,离心机旋转,液态合金借助离心力被注入铸型腔内。待旋转臂停止旋转后,从铸造架上让铸道口向上夹出铸造圈。离心铸造既适用于高熔合金铸造,也可用于中、低熔合金的铸造。

真空铸造:又称吸引铸造。利用真空铸造炉的真空负压作用,待金属熔化后,对半坩埚的下部会分开,将熔化的金属吸入铸型腔内,加之熔化合金的重力作用从而形成铸件。

真空充压铸造:也是利用真空负压作用,将熔化的金属吸入铸型腔内,随即注入惰性气体加压,利用这种压力使熔化的合金液注满整个铸型腔,铸成高致密度的铸件。

2) 具体操作(以钴铬合金为例):铸造将铸圈安放在铸圈架上,同时将已预热的坩埚置于坩埚架上,放入钴铬合金,开启铸造机熔化金属;待金属熔化为液态且呈樱红色时,即可铸造。

3) 铸圈冷却:铸件的冷却方式和速度对保持和提高铸件的性能有密切的关系。如处理不当,可使铸件产生变形,甚至裂变。在实际工作中,若铸金为镍铬不锈钢,浇注后应将铸圈立即投入冷水中急冷淬火,以稳定不锈钢中的碳,防止其中的元素氧化,使金属具有较好的抗腐蚀能力。若铸金为钴铬合金,浇注后,可将铸圈置于空气中自然冷却至400℃以下,再从包埋材料中取出铸件,让其自然冷却至室温。若为钛或钛合金铸件,浇注后应采用急冷的方式将铸型立即放入冷水中,以减少铸件表面氧化反应层的厚度。

铸件冷却后,用小锤敲击铸型包埋材料,从中取出铸件,然后准备对铸件进行清理。

【注意事项】

1. 焙烧铸圈时不可升温过快,以防铸圈爆裂。

2. 控制好铸造时机。

3. 打磨要由粗到细,加压适当,避免破坏铸件。

4. 试戴时用力轻柔,不能损伤模型。

【结果评定】

1. 评定焙烧方法的准确性。

2. 评定铸造方法的掌握情况。

实训十四　高熔合金铸造支架的磨光、抛光工艺技术(4 学时)

【目的和要求】

1. 初步掌握喷砂机、金属切割机、超声波清洗机、电解抛光机、蒸汽清洗机的使用。
2. 掌握金属支架打磨与抛光的步骤和方法。

【实训内容】

1. 示教喷砂机、金属切割机、超声波清洗机、电解抛光机、蒸汽清洗机的使用方法。
2. 金属支架磨光、抛光的步骤和方法。

【实训用品】

砂片、各种类型的砂石针、砂片、布轮或绒轮、抛光膏。喷砂机、技工打磨机、微型电机、金属切割机、超声波清洗机、电解抛光机、电解液、蒸汽清洗机等。

【方法和步骤】

在口腔工艺技术中,磨光和抛光是其必不可少的修复体加工程序。磨光(临床上也称打磨)包括切削和研磨,切削是指用刃状或不规则外形,粒度较粗的各种磨具,修整、磨改修复体表面及其外形,以减少修复体的体积,使修复体具有所设计的基本外形为目的的过程。研磨是指用粒度较细小、外形较精制的磨具对修复体表面不断进行各个方向、不同角度、不同部位的平整,以减少修复体表面粗糙度为目的的过程。抛光是在磨光的基础上,对修复体表面进行光亮化处理。

1. 磨光和抛光的工具

(1) 磨光工具:打磨修复体的各类钻针、磨头、磨轮和磨片。

1) 普通钢钻针及磨头:材料为碳素工具钢,一般加工成裂钻、圆钻和倒锥钻,切削端的切刃按一定方向排列,可提高切削效率。主要用作低速车针,切削树脂类义齿和牙体组织(图 3-39)。

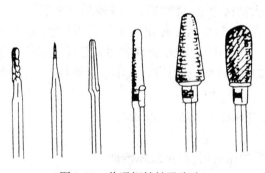

图 3-39　普通钢钻针及磨头

2) 钨钢钻针及磨头:钨钢钻针的主要材料成分为碳化钨,它是一种硬质合金。钨钢钻针有裂钻、圆钻和倒锥钻等,也有各种低速用的磨头。可以用来切削义齿基托和牙体组织(图 3-40、图 3-41)。

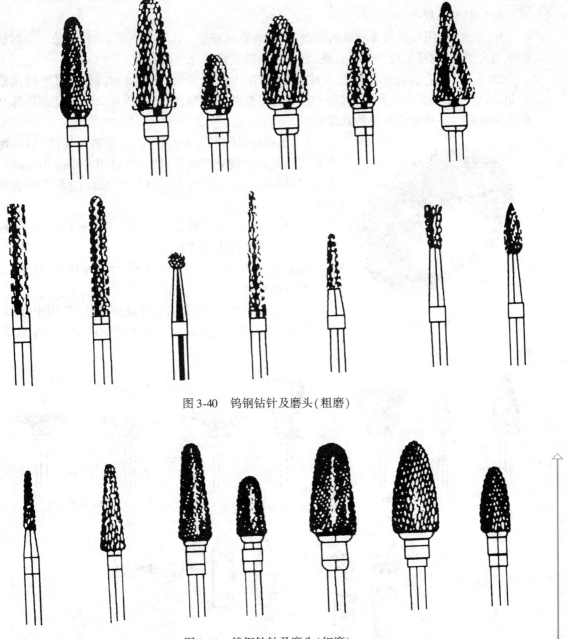

图 3-40　钨钢钻针及磨头(粗磨)

图 3-41　钨钢钻针及磨头(细磨)

钨钢钻针中也有抛光用的钻针。

3) 金刚砂钻针及磨头:金刚砂的成分为碳化硅,又叫人造金刚石,硬度仅次于天然金刚石。可用黏结剂制成不同颗粒大小和不同形态的钻针、磨轮、磨片,或粘接做成砂布、砂纸,有时和刚玉一起制成磨具使用。可用于切削牙体组织、金属及树脂类修复体。

4) 金刚石钻针及磨头:金刚石为碳的结晶体,是最硬的口腔用材料。金刚石制品切削效果非常好,但切削金属和树脂等韧性、塑性较大的材料时易引起表面淤塞,一般只能在冷却水冲刷的条件下切削牙体硬组织、陶瓷等硬而脆的材料,不易加工金属、塑料等韧性、塑性较大的材料。

（2）抛光工具

1）抛光轮：用布或皮革制成的圆盘，也称布轮或皮轮。常配用石英砂、浮石粉在湿润状态下抛光塑料，也可配合含有氧化铁、氧化铬的抛光膏抛光金属表面。

2）毡轮：用毛毡制成的磨轮，也称绒轮，硬度大于抛光轮，有轮状和锥状及其不同规格的制品，可以抛光义齿的各个部位，尤其是利用其圆锥外形，抛光上颌总义齿或复杂局部义齿的内表面。一般配合各类抛光膏使用。

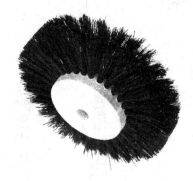

图 3-42　毛刷轮

3）毛刷轮：用猪鬃或马鬃制成，有多种规格，可以配合各类抛光材料抛光金属和树脂，也可用专用的小毛刷配合抛光材料抛光牙面。常用于人工牙邻间隙及义齿表面的抛光（图 3-42）。

4）橡皮轮：是把原料混合后在模具内加压而成，分粗磨橡皮轮和细磨橡皮轮两种类型。

粗磨橡皮轮：用于金属、烤瓷牙和复合树脂的抛光，抛光时容易产热。

细磨橡皮轮：一般配合抛光膏或糊剂使用，用于金属、烤瓷牙和复合树脂的抛光及其牙体组织的抛光（图 3-43、图 3-44）。

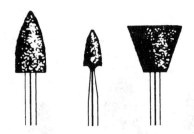
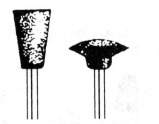

图 3-43　橡皮轮及抛光磨头

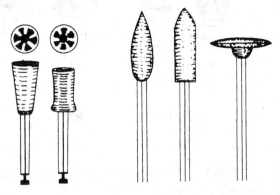

图 3-44　橡皮轮

2. 磨光和抛光的设备

（1）技工用微型电机：技工用微型电机又称微型技工打磨机，是供牙科技工制作义齿时打磨、切削、研磨用。该机具有体积小、转速高、切削力强、噪声低、转动平稳、可靠、携带方便等优点(图3-45)。

目前,临床使用的技工微型电机种类很多,大致可分为两类:一类为微型电机与打磨手机分开式,这种机型可以选直、弯机头与微型电机连接,既可供打磨又可用于口腔治疗。另一类为微型电机与打磨手机一体化,专供技工使用。

(2)技工打磨机:技工打磨机是技工室最基本的设备之一,用于各种修复体的打磨和抛光。打磨机的旋转速度分为快速和慢速两挡,其变速方法采用变极调速,由旋转式速度转换开关控制。医师或技工使用时可根据需要选择各种功能的附件(图3-46)。

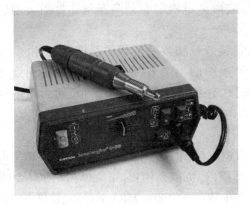

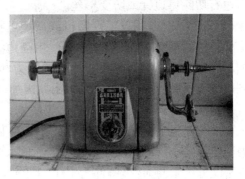

图3-45 微型电机   图3-46 技工打磨机

(3)金属切割磨光机:金属切割磨光机是技工室的专用设备之一,主要用于铸造件的切割和义齿的打磨、抛光等。良好的金属切割磨光机应具有性能稳定、噪声低、体积小、振动小、防尘好及操作简便等优点。

(4)喷砂抛光机:喷砂抛光机又称喷砂机,是用于清除修复体铸件表面残留物的设备,常与高频离心铸造机配套使用。

喷砂抛光机有三种类型:一种是手动型,即用手拿住铸件在喷砂嘴下进行抛光;一种是自动型,即将铸件放入转篮中,转篮一边旋转一边对铸件进行喷砂抛光;还有一种是笔式喷砂机,主要用于烤瓷修复体的抛光,笔式喷砂机又分为双笔式和四笔式两种类型。这三种喷砂机的功能和用途基本相同。

(5)电解抛光机:电解抛光又称电解研磨,亦称电化学抛光。是指利用电解化学的腐蚀作用,溶解金属表面的凸起粗糙部分,使其平滑,提高光洁度。电解抛光仅用于金属铸件的抛光。此法既提高了铸件表面光洁度,又不损坏铸件的几何形状。该机具有效率高,加工时间短,表面光洁度好等优点。

(6)超声波清洗机:超声波清洗机是利用超声波产生振荡,对口腔修复体表面进行清洗。主要用于烤瓷、烤塑金属冠等几何形状复杂且高精密度铸造件的清洗。

(7)蒸汽清洗机:蒸汽清洗机是在高温高压的作用下,利用纯干燥气体饱和蒸汽自动捕捉和清洗修复体表面,溶解微小的油渍污物颗粒,并将其汽化蒸发,使其表面始终干燥,不会有任何水渍存留,清洗后的表面不会生锈。

3. 磨光、抛光原则 磨光、抛光是一项细致的工作,不能急于求成,要合理地使用磨光工具和材料,义齿的磨光、抛光必须遵循由粗到细、先平后光的原则进行。

4. 磨光、抛光的步骤和方法 金属铸件打磨、抛光工艺流程:铸件从铸型中脱出→喷砂→切除铸道、排气道及储气球→粗研磨→细研磨→抛光处理→清洗→完成。

（1）清除包埋料：用小木槌轻轻敲打铸圈，取出铸件，再用适当器械初步去除铸件上的包埋料。

（2）喷砂：自动喷砂机将铸件放入转篮，关好密封机盖。

手动喷砂机先将右手从套袖口伸入箱内，将铸件从机盖处传给右手，密封机盖，启动工作开关，将铸件对着喷嘴，从不同角度利用压缩空气将 100～150 目的金刚砂（碳化硅），以 50～70m/s 速度从喷枪中射到铸件表面，除去铸件表面上的残留包埋料和氧化膜。抛光后关闭工作开关，关闭电源。

（3）切除铸道：用金属切割机、技工打磨机或微型电机等驱动高速马达带动金刚砂片或刀边石切除铸道针或防变形丝。

（4）打磨铸件：用技工打磨机或微型电机安装砂轮和各种形状的长柄砂石针，由粗到细磨除铸件过厚和表面不平整部分、粗糙边缘及组织面小结节，使支架各部分达到设计要求的厚度和外形。打磨时要有适当的压力和速度，仔细去除组织面小结节，然后将铸件放回到模型上试戴，如有不贴合则找出原因加以磨改，至支架与模型完全贴合后。

用细砂纸卷或橡皮砂轮做进一步磨光。

（5）化学电解抛光：将电解液配制好后，倒入电解槽内，先加温预热至 60～70℃（室温低时温度应稍高些），再把铸件挂在正极上放入电解槽内，负极为铅板，正负极相距 30～50mm。电流密度可粗略调为：小铸件为 100～150A/cm²；中铸件为 150～250A/cm²；大铸件为 250～400A/cm²。电解时间为 2～5min，一般不宜过分延长时间。从槽内取出铸件，放入 70～80℃ 的 10% 氢氧化钠溶液中，处理 10min，以中和铸件上残存的电解液，然后用流水冲洗、干燥。

（6）机械抛光：用抛光机或微型电机安装干绒轮或橡皮轮蘸高熔合金抛光剂（氧化铬）从不同的角度进行最后抛光。

（7）清洗：用超声波清洗机、高压蒸汽机或酒精清除金属支架表面的污物及其表面上的抛光膏。

【注意事项】

1. 磨头由粗到细，循序渐进。

2. 在喷砂时应注意不断改变铸件的位置，视铸件的各面都被均匀喷射，避免某处因冲刷过多而变薄，影响支架的强度。铸件距离喷嘴的距离应在 5mm 以内。

3. 打磨的力量要恰当，防止精细部位变形。

4. 打磨时应注意保护卡环等突起部分，打磨头旋转方向与卡环、支托的走向一致，避免折断。

5. 对皱纹型基托表面，一般不用砂石、砂轮等打磨，以免纹路消失，影响美观。

6. 打磨工具应专用，避免相互污染。

7. 电解抛光过程中要随时搅拌电解液，使析出的气泡能自由排出，防止气泡附着在铸件表面，形成气体绝缘层而影响抛光效果。

8. 根据合金成分不同选择适当的电解液，电解液最好新鲜、干净，并应定期更换，防止变质。

9. 坚持卫生防护，防止金属和打磨材料的粉末对人体的危害。

【结果评定】

评定支架磨光、抛光方法的掌握情况。

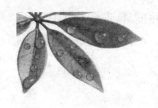

第2章

全口义齿实训指导

实训一 无牙颌印模与模型(4学时)

【目的和要求】

1. 掌握二次印模法制取无牙颌印模。

2. 掌握灌注无牙颌石膏模型和修整的方法。

【实训内容】

1. 在仿头模上示教制取无牙颌的二次印模。

2. 灌注石膏工作模型。

3. 同学按示教完成上述内容。

【实训用品】

仿头模、教学用无牙颌模型、成品无牙颌托盘、印模膏、藻酸盐印模材料、硬质模型石膏、基托蜡片、不锈钢碗、纱布、酒精灯、刮刀、橡皮碗、石膏调拌刀、振荡器、石膏模型修整机。

【方法和步骤】

1. 全口义齿印模的要求

(1) 首先选择合适的托盘,采用适当的印模材料和相应的取模方法制取印模。

(2) 印模的组织面,如无牙颌牙槽嵴和周围软组织的形态以及唇、舌、颊系带和腭皱的纹路是否清晰,表面应光滑、无气泡。

(3) 印模的唇、颊、舌侧边缘完整,在不妨碍系带活动的前提下应充分伸展。

2. 印模的分类 制取无牙颌印模有多种方法,主要有:

(1) 根据取印模时患者张口或闭口,分为开口式印模和闭口式印模。

(2) 根据取印模时是否对黏膜造成压力,分为黏膜静止式和黏膜运动式。

(3) 根据取印模的次数,分为一次印模法和二次印模法。

临床上普遍使用的是二次印模法。二次印模法又称联合印模法,由初印模和终印模组成,是在患者口中制取两次印模后完成工作印模的方法。此方法操作虽然复杂,但容易掌握,所取得的印模也比较准确。先用印模膏或藻酸盐印模材料制取初印模,用该印模灌注石膏模型,在其上制作个别托盘,然后再用终印模材料(如流动性好的藻酸盐印模材料或硅橡胶等)制取终印模。

3. 托盘的种类　托盘是承载印模材料在口腔内取得印模的一种工具,取印模前应按患者牙弓的大小、形状、高低和印模材料的种类选择合适的成品托盘。无合适的成品托盘,则需根据患者的口腔情况制作个别托盘。

托盘分为成品托盘和个别托盘。

(1) 成品托盘

1)依据托盘的底部的形状不同,分为有牙颌托盘与无牙颌托盘(图3-47、图3-48)。托盘底部呈平面者为有牙颌托盘,其边缘伸展长而深,适用于牙列缺损患者;托盘底部呈圆弧形者为无牙颌托盘,其边缘伸展短而浅,适用于牙列缺失患者。

2)根据托盘底部有无孔,分为有孔托盘和无孔托盘。

弹性印模材料多用于有孔托盘,无弹性印模材(如印模膏)多用于无孔托盘。

3)根据缺失牙数,分为全口托盘与部分托盘。

缺牙多,需要双侧设计者多用全口托盘;单侧个别或少数牙缺失,义齿不涉及对侧者多用部分托盘。

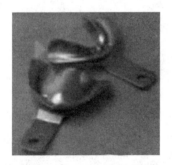
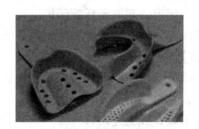

图3-47　无牙颌托盘　　　　　图3-48　有牙颌托盘

(2) 个别托盘:即不使用成品托盘而是由牙科医师或技师根据患者口腔内的特殊情况专门为患者个别制作的托盘。制作个别托盘主要有三种方法:①印模膏制作个别托盘;②利用旧义齿制作个别托盘;③用自凝树脂制作个别托盘。临床上常用自凝树脂制作个别托盘。

4. 制取无牙颌印模的步骤

(1) 调整体位:取模前,应将仿头模调整到合适的位置,取上颌印模时上颌牙槽嵴平面与地面垂直,取下颌印模时下颌牙槽嵴平面与地面平行。

(2) 选择托盘:根据仿头模上无牙颌颌弓的形状、宽度和高度,以及所选用的印模材料与方法不同,然后选择大小型号适合的成品无牙颌托盘。将选择好的托盘旋入口内就位,检查托盘大小是否合适。要求上、下颌托盘的宽度应比上、下牙槽嵴宽2~3mm,其周围边缘高度应离开前庭沟及口底2~3mm,让开唇、颊、舌系带,上颌托盘长度覆盖过两侧的翼上颌切迹,后缘应超过颤动线3~4mm,下颌托盘长度应盖过磨牙后垫。

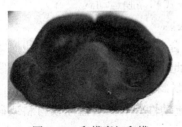

(3) 制取印模膏初印模:将不锈钢小碗内垫上纱布,注入约70℃的热水,将印模膏置于其中浸泡。待印模膏充分软化后,取适量软化印模膏快速置于托盘内,稍捏压出牙槽嵴形态,旋入仿头模无牙颌上迅速就位,轻压托盘使多余的印模膏挤向托盘边缘外侧。固定托盘不动,待印模膏硬固后将其从仿头模上取下(图3-49)。

图3-49　印模膏初印模

(4) 制作个别托盘(修改初印模的方法,又叫直接法）:将用印模膏取的初印模的组织面均匀刮去一层,使其表面形成粗糙面,主承托区刮除约0.5mm,缓冲区刮除1.0mm以上。这样经修改的初印模也可作为个别托盘用。此种方法简单、省时,国内应用较多。用这种方法特别要注意,在取初印模时,成品托盘要调改合适,不能妨碍唇、颊、舌的正常活动,印模膏不宜放的过多,否则难以制出合适的个别托盘,最终影响印模的准确性。

（5）制取终印模:按粉、水比例调拌藻酸盐印模材料,盛入个别托盘内,旋入仿头模内轻压就位,待材料凝固后,取出托盘。检查印模是否清晰、完整。

（6）印模的检查及消毒

1）取得准确的印模后,在灌模前应认真检查印模内是否残存唾液、血和食物残渣,因为这些会影响模型的凝固和精度,甚至会使一薄层石膏无法凝固。

2）检查完后先用流水冲洗印模中的血、唾液、食物残渣等。然后进行灭菌,常用印模化学消毒剂有:含氯化合物、合成酚类化合物、戊二醛、碘伏酚/酒精复合物。最后用气枪吹干印模。注意:不可使用工具,因其极易损伤印模。但国内常用流动水冲洗方法清洁印模。

（7）灌注硬石膏模型

1）一般灌注法:按水粉比例调拌硬石膏（先水后粉）,左手持托盘置于振荡器上,右手持调拌刀注入石膏,注意应使石膏从印模组织面的高处流向低处,直至注满印模。取剩余的石膏置于玻璃板上,堆成圆盘状,将印模上下翻转放置于其上,使托盘底面与玻璃板平行。刮去多余石膏,修整侧面,使之平整。将印模连同模型置于热水中软化,然后将两者仔细分离。

2）围模灌注法:①在印模的周缘下约2mm处粘着一条约5mm宽的蜡条,而下颌印模的舌侧边缘间可用蜡块封闭空隙;②沿蜡条外面及印模后缘围绕一层蜡块,蜡块与蜡条之间用熔蜡粘着,要求围板上缘至印模最高处的距离不少于10mm,围板下缘应超过骀堤的骀平面（图3-50）;③灌注模型材料:将调好的石膏或人造石堆放少量于印模最高处,通过人工振动或机器振荡帮助模型材料流动,边灌注边振动,直到灌满为止。

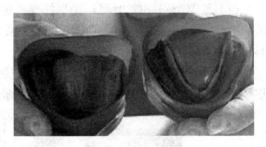

图3-50　围模灌注法

（8）脱模:模型灌注后1~2小时内脱模比较适宜。先用石膏切刀修去托盘四周的石膏。一手拿住模型底座,一手托着托盘,顺着牙体长轴的方向,轻轻用力,使印模和模型分离。也可先去掉托盘,放入70℃的热水中浸泡,待印模膏受热软化后再脱模。

（9）修整石膏模型:利用石膏模型修整机修整石膏模型的底面和侧面,要求模型底座与牙槽嵴平面平行,底部厚度不低于10mm,模型侧面与底面垂直。

【注意事项】

1. 印模材料比例应适当、调拌应均匀,取模过程中应保持稳定。

2. 灌注模型时注意产生气泡。

3. 灌模后应组织面朝下放置托盘。

4. 修整模型注意保持模型最薄厚度。

【结果评定】

1. 评定二次印模掌握情况。

2. 评定无牙颌模型灌注方法的掌握情况。

实训二 制作个别托盘(4学时)

【目的和要求】

1. 掌握个别托盘边缘线的绘制、缓冲区的处理、预留间隙的设置。

2. 掌握个别托盘的糊塑、打磨与完成。

【实训内容】

1. 绘制个别托盘的边缘线,缓冲区的处理、设置预留空间。

2. 个别托盘的糊塑、打磨与完成。

【实训用品】

技工微型马达、振荡器、石膏打磨机、各类打磨用砂石、纱布条、无牙颌托盘、石膏调刀、橡皮碗、玻璃板、红蜡片、酒精灯、铅笔、持针器、藻酸钠弹性印模材、石膏、自凝树脂、自凝牙托水。

【方法和步骤】

个别托盘:即不使用成品托盘而是由牙科医师或技师根据患者口腔内的特殊情况专门为患者个别制作的托盘。制作个别托盘主要有三种方法:① 印模膏制作个别托盘;② 利用旧义齿制作个别托盘;③ 用自凝树脂制作个别托盘。临床上常用自凝树脂制作个别托盘。

1. 自凝树脂法(间接法)

(1) 绘制个别托盘边缘线:个别托盘的边缘是确定全口义齿基托边缘的标准。在已完成的模型上个别托盘的边缘线应比基托边缘线短2~3mm,但在上颌的后缘应盖过腭小凹3~4mm,下颌盖过磨牙后垫(图3-51)。

(2) 缓冲处理:在已标记出的模型缓冲区上适当贴上薄红蜡片,并填充倒凹。如果不这样做,则无法把硬化的托盘从模型上取下来(图3-52)。

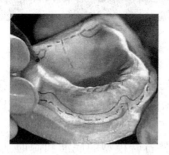 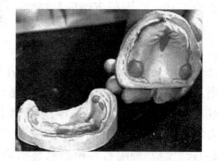

图3-51 描画个别托盘边缘线　　　图3-52 模型缓冲处理

(3) 涂布塑料:模型表面均匀涂布凡士林,调拌适量的自凝树脂,至面团期时迅速铺于涂有凡士林的玻璃板或木板上,并压成2~3mm厚的片状,然后将自凝树脂片置于模型上,稍加压使其与模型表面贴合,其范围应超过托盘外形线,厚度均匀,不形成皱褶。用雕刻刀切除超出边缘外形线的树脂。将刮出的边角余料迅速收在一起捏成长、宽各20mm,厚4mm的条状,按压在托盘前部正中的牙槽嵴顶上,形成托盘柄,要求手柄垂直于牙槽嵴。记得在安装手柄前,需要用单体将安放托盘柄的地方浸湿。待树脂完全凝固后,将其从模型上取下。

（4）个别托盘的打磨与完成：打磨修整托盘边缘使其与所画边缘线一致，厚度一致并且边缘光滑。

（5）边缘整塑

1）边缘材料：一般有整塑蜡或边缘整塑印模膏棒两种。

2）修整区域：上颌为唇侧区、左右颊侧区和后堤区，下颌除唇颊侧外，还需做舌侧修整，包括舌前部、左右舌侧部。

3）修整方法：将边缘整塑蜡或印模膏棒烤软后加在个别托盘边缘，逐段放入口内，进行肌功能修整。在个别托盘后缘约 5.0mm 宽，放上烤软的印模膏，放入患者口内原有位置，用力加压，则软化的印模膏推软腭向上形成后堤，至此完成上颌全部边缘封闭。下颌唇颊侧修整与上颌基本相同，在舌侧修整时，嘱患者舌左右活动及向上抬，即可修整舌翼缘及舌系带区（图 3-53）。

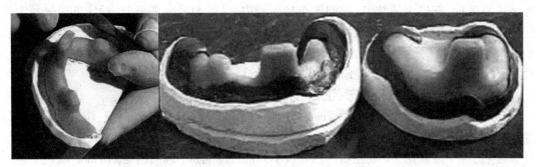

图 3-53　个别托盘边缘整塑

（6）完成、试戴：将制作好的个别托盘旋入口内，在唇、颊、舌功能活动时托盘位置保持不动，则认为托盘合适。

2. 修改初印模的方法制作个别托盘（直接法）　见实训一。

3. 利用旧义齿制作个别托盘　全口义齿重做或重衬时可直接利用患者的旧义齿当做个别托盘，调少量印模材料置于旧义齿组织面，上下颌同时放入口中进行取模，即闭口式印模。

【注意事项】

1. 缓冲部位的厚度应依据骨突和倒凹的大小而定，大的应厚些，小的应薄些。

2. 糊塑个别托盘时可在稀糊期时开始，避免因温度变化或操作迟缓而致糊塑失败。

3. 个别托盘的打磨主要是边缘，其他部位只要一般光滑即可。

【结果评定】

评定制作个别托盘的掌握情况。

实训三　颌位关系记录和上𬌗架（10 学时）

【目的和要求】

1. 掌握无牙颌模型的准备。

2. 掌握𬌗托的制作方法和要求。

3. 掌握颌位关系记录和上𬌗架的方法和步骤。

【实训内容】

1. 描绘基托边缘线,缓冲区的处理及制作后堤区。

2. 殆托的制作方法和要求。

3. 颌位记录及上殆架。

【实训用品】

仿生头模、韩氏殆架或机械固位式殆架、垂直距离测量尺、橡皮碗、调拌刀、石膏、上下无牙颌模型一副、蜡片、蜡条、酒精灯、金属丝、蜡刀、工作刀、(电)蜡匙、小毛巾、红蓝铅笔、殆平面板等。

【方法和步骤】

1. 无牙颌模型准备

(1) 确定基托范围:用红蓝铅笔按要求描画出基托范围。上颌的前弓区充分伸展,后弓区适当延伸,盖过上颌结节,并伸展至颊间隙内。唇、颊系带要避开,后缘以两侧翼上颌切迹与腭小凹后约2mm处的连线为准。下颌唇、颊、舌系带要避开,形成与之相应的切迹。前弓区、颊翼缘区要适当伸展,舌翼缘区基托伸展要适度,以不妨碍舌及口底软组织功能活动为宜。后界盖过磨牙后垫前1/3或1/2。

(2) 缓冲区及倒凹区的处理:用有色石膏填补过大倒凹。

(3) 制作后堤区:从腭小凹后2mm到两侧翼上颌切迹,用铅笔画一线,作为后堤区的后界。然后用蜡刀沿后缘线刻入模型,刻入深度:腭中缝两侧区1.5mm左右,翼上颌切迹区1mm左右,腭中缝区0.5mm左右。然后按不同部位的宽度(腭中缝处约2mm,两侧上颌切迹处宽约1mm,在两处之间的区域宽4~5mm),以后界为最深处,向前逐渐变浅,刻成斜坡状。

2. 殆托的制作

(1) 殆托的组成:口腔医师将用殆托记录患者面部下1/3的高度及其颌位关系,以此作为恢复美观和功能的重要载体;同时,也是后续操作中口腔医师向口腔技师转达临床信息的重要资料之一;由于殆托位于义齿间隙之中,因此一定程度上还体现了义齿间隙的范围。因此,殆托是决定全口义齿的成败关键之一。需按不同患者的模型单独定制殆托,并由口腔医师在患者的口腔内试戴、修改,使之符合患者的需求。

殆托由基托和殆堤组成。殆托上的基托最终将置换为全口义齿的基托,殆堤相当于排列人工牙的部分。

1) 基托:基托材料需具备下列条件:其材质能承受殆力的强度,此外即使在口腔内长时间操作,也不至因口腔内温度造成基托材料的变形。还需符合易操作、密合性好的要求。

常用的基托按材质分为:光固化树脂基托、自凝树脂基托、蜡基托。其中,自凝树脂不仅符合上述条件,不易变形,且基托的成本低廉,临床上应用广泛。

2) 殆堤:殆堤相当于缺失的牙弓及已吸收的颌弓部分,需在其上排列人工牙,殆堤的材质为红蜡片(图3-54)。

(2) 殆托的平均值尺寸:为节省口腔医师的操作时间,提高工作效率,以按平均值的尺寸要求制作殆托为宜。

1) 殆托的高度:上颌前牙区域的高度为22mm,上颌磨牙区域为18mm,翼上颌切迹前方的高度为5mm。下颌前牙区域的高度为18mm,下颌磨牙区域为磨牙后垫高度的1/2(图3-55)。在临床上,殆托的高度因颌弓的吸收程度而异,尺寸上有适度的加减。

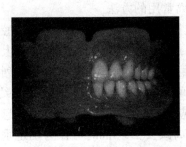

图3-54 船托与人工牙的位置关系

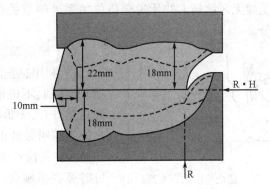

图3-55 船托高度的平均值(矢状面观)

2)船堤的宽度:上下颌前牙区为5mm;前磨牙区为7mm;后磨牙区为10mm(图3-56)。

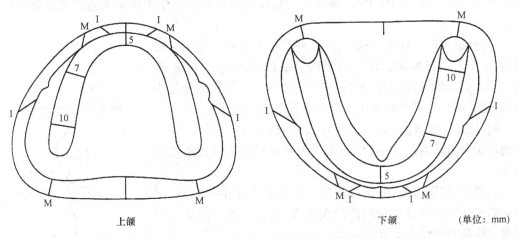

上颌　　　　　　　　　　　　　　　下颌　　　(单位:mm)

图3-56 船堤宽度的平均值及其与牙槽嵴顶线的位置关系(船面观)

3)船托前后缘的位置:从切牙乳头中点往前约8~10mm。上颌船托的最后方到上颌第一后磨牙为止。

4)前牙区船托的突度:上颌前牙区船托突度的平均值为85°,下颌为80°。

(3)船托的制作流程

1)制作蜡基托:取基托蜡片在酒精灯上均匀烘软后放在模型上,轻压使之与模型密贴,用雕刻刀沿基托边缘线修去多余蜡片,用蜡刀烫圆蜡基托边缘;取一截不锈钢丝弯成加强丝,烤热后埋入蜡基托内;蜡基托放入患者口内试戴。上下颌蜡基托分别制作完成。

2)制作蜡船堤:取一蜡片烘软后横向反复折叠,形成长蜡条,使之宽约8~10mm,弯成与颌弓适应的马蹄形,放在蜡基托牙槽嵴顶上,烫软与蜡基托粘牢。戴入口内,用船平面板形成船平面,使其前缘在上唇下2mm,并与两眼瞳孔连线平行,侧面与鼻翼耳屏连线平行,标记出中线;取出,修去多余蜡,使蜡船堤宽度为:前牙区5~7mm,后牙区8~10mm;并在两侧蜡船堤后牙区分别形成两条不平行的"V"形沟。

下颌前牙区域的高度为18mm,下颌磨牙区域为磨牙后垫高度的1/2。在临床上,船托的高度因颌弓的吸收程度而异,尺寸上有适度的加减。也可在确定颌位关系时同时制作。

3. 确定颌位关系 颌位关系记录是指用船托来确定并记录患者面部下1/3的高度和两侧髁突在下颌关节凹生理后位时的上下颌位置关系,以便在这个位置关系上,用全口义齿来重建无牙颌病人的牙尖交错位关系。颌位关系记录包括了垂直关系和水平关系记录两部分。

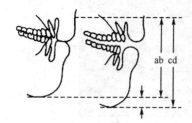

图 3-57　息止𬌗位垂直距离(cd)与咬合位垂直距离(ab)

（1）确定垂直距离常用的方法

1）利用息止颌位法：在天然牙列存在时，当口腔不咀嚼、不吞咽、不说话时，下颌处于休息的静止状态、上下牙列自然分开，无𬌗接触，叫做息止颌位，此时上下牙列间存在的间隙叫做息止𬌗间隙。一般息止𬌗间隙平均值约 2～3mm。在义齿𬌗面也应存在这一间隙。因此，测量息止颌位时鼻底至颏底的距离减去 2～3mm，可作为确定垂直距离的数据，该法临床应用广泛（图 3-57）。

2）面部比例平分法：即瞳孔（眼裂）至口裂的距离等于垂直距离的方法。两眼平视，将测量的瞳孔至口裂的距离作为确定垂直距离的数据（图 3-58）。

3）面部外形观察法：一般天然牙列存在并且咬在牙尖交错位时，上下唇呈自然接触闭合，口裂约呈平直状，口角不下垂，鼻唇沟和颏唇沟的深度合宜，面部下三分之一与面部的比例是协调的，这种面部外形资料可用作确定垂直距离时的参考。

4）拔牙前记录法：如果患者在拔牙前有咬合关系，可在拔牙前记录垂直距离的大小，作为无牙颌修复时确定垂直距离的参考。

5）旧义齿作参考：旧义齿戴如后让患者做正中咬合，观测患者的面部外形及息止𬌗间隙的大小等，为无牙颌再修复时确定垂直距离的参考。

上述方法临床上可综合参考使用，因为确定面部垂直距离不如测量某一硬质物体的实际长度。在皮肤标记点上测量二点之间距离是难以精确的，况且息止𬌗间隙大小因人而异，瞳孔至口裂距离也并不是人人均与鼻底至颏底距离相等。重要的是要结合测量法，详细观察患者的面部外形，是否协调对称，需要医师的工作经验及一定的审美观。

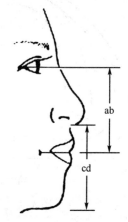

图 3-58　瞳孔至口裂的距离(ab)约等于垂直距离(cd)

（2）垂直距离恢复不正确的临床表现

1）垂直距离恢复过大：表现为面部下三分之一距离增大，上下唇张开，勉强闭合上下唇时，颏唇沟变浅，颏部皮肤呈皱缩状，肌肉张力增加，容易出现肌肉疲劳感。如按过大的垂直距离的𬌗托制成全口义齿，则义齿的高度偏大，肌肉张力增大可使牙槽嵴经常处于受压状态，久之可使牙槽嵴因受压而加速吸收。由于息止𬌗间隙过小，在说话和进食时可出现后牙相撞声，常需张大口来进食，义齿容易出现脱位，咀嚼效率下降。

2）垂直距离恢复过小：表现为面部下三分之一的距离减小，唇红部显窄，口角下垂，鼻唇沟变浅，颏部前突。用垂直距离过小的𬌗托制成的全口义齿戴入口中，看上去患者像没戴义齿似的，息止𬌗间隙偏大，咀嚼时咀嚼肌的紧张度减低，咀嚼时用力较大，咀嚼效率较低。

（3）确定水平颌位关系的方法

1）直接咬合法：直接咬合法是指利用𬌗托，嘱患者下颌后退并直接咬合在一起的方法。无牙颌患者的下颌有习惯性前伸，需要采取下述方法帮助患者下颌退回至正中关系位。

卷舌后舔法：在上𬌗托后缘处中部黏固一约5mm直径的小蜡球，嘱患者将口张小些，舌尖卷向后上舔舐蜡球，然后慢慢咬合至合适的垂直距离。当舌卷向后上方舔舐蜡球时，舌向后上方牵拉舌骨，舌骨连带舌骨肌牵拉下颌后退，这样就使髁突处于其生理后位。

吞咽咬合法：嘱患者做吞咽动作的同时咬合至合适的垂直距离，也可以在吞咽过程中，医生以手轻推患者颏部向后，帮助下颌退回生理后位。在吞咽过程中，下颌升肌有固定下颌于正中关系位的作用。因此采用吞咽咬合结合下颌受推力回退，较容易使下颌处于其生理后位。

后牙咬合法：将上𬌗托就位，置两示指于下颌牙槽嵴的第二双尖牙和第一磨牙处，嘱患者轻咬几下，直到患者觉得咬合时能用上力量时，将黏有烤软蜡卷的下𬌗托就位于口中，仍旧先试咬医生示指，示指滑向𬌗堤的颊侧，上下𬌗托就接触于下颌处于其生理后位。咬合时，颞肌、嚼肌、翼内肌同时收缩，牵引下颌向后上方移动，可使髁突回到正中关系位。而且仅有下颌处于其生理后位时，𬌗力在第二前磨牙和第一磨牙处才能发挥最大。

2）肌监控仪法：Jankeson发明的肌监控仪可放出微量直流电，通过贴在耳垂前方上下约4cm^{2}范围的皮肤电极作用于三叉神经运动支，使咀嚼肌有节律地收缩，可使肌肉解除疲劳和紧张，处于自然状态，对于长期全口无牙并有不良咬合习惯者，经过肌监控仪治疗，再用直接咬合法，可使下颌自然退至生理后位。

3）哥特式弓（Gothic arch）描记法：Gysi（1908）介绍了哥特式弓口外描记法，即确定颌位关系时于上下𬌗托前方各装一约2mm长的柄，上颌的柄端有一与之垂直的描记针，下颌柄上有一与针相对的盘。下颌前伸，侧向运动时，固定在上颌的描记针在下颌的描记盘上描绘出近似"∧"形的图形，也就是当描记针指向该图形顶点时下颌恰好处于正中关系位。此法是唯一在确定颌位关系时可客观观察下颌后退程度的方法。

由于天然牙列的牙尖交错位于正中关系位前1.0mm的范围内或二位一致，因此全口义齿的牙尖交错𬌗可以建立在患者的正中关系位，或以正中关系位为参照，建立在正中关系位稍前方，以达到患者下颌自然后退并舒适可重复的位置为准。

（4）确定颌位关系记录的步骤和方法

1）测量垂直距离：将上颌蜡堤戴入患者口内，让患者下颌处于生理休息位，用垂直距离尺测量鼻底到颏底的距离，减去息止𬌗间隙2～3mm，即得垂直距离。

2）制作下颌蜡𬌗堤：根据已确定的垂直距离，制作合适高度的下颌𬌗堤。

3）确定牙尖交错𬌗关系及垂直距离：将上下颌蜡堤戴入患者口内，让患者做正中咬合，并确定垂直距离。

4）确定水平颌位（卷舌后舔法）：将上𬌗托就位于患者口中，嘱其小张口练习用舌尖卷向后上舔蜡球后再咬合，熟练后，将烤软的蜡卷弯成马蹄形粘在下颌基托，趁下颌𬌗堤尚软，迅速在口内就位，以两手指扶住下𬌗托，嘱患者卷舌后舔并作正中咬合，达到预测的垂直距离高度时停止，此时垂直距离和正中关系位同时被确定。用冷水冲洗下𬌗托后，取出上下𬌗托并浸泡于凉水中数分钟，然后再将上下𬌗托戴入患者口中，反复做舔蜡球和咬合动作无误为止。此种方法需有经验的医师操作。

5）核对颌位记录：检查垂直距离是否合适用前述确定垂直距离的方法进一步核对。也可用发音法进一步验证垂直距离是否合适。如发"m"音可检查下颌息止颌位，发"s"音可确定最小发音间隙。

检查正中关系是否正确　检查患者在反复咬合时𬌗托是否有前移或扭动,常用的方法有:

扪测髁状突活动度法　医生双手小拇指放在患者两侧外耳道中,指腹紧贴外耳道前壁,让患者做咬合动作。如果指腹能感觉到髁状突向后的冲击力,且左右两侧大小一致,说明下颌没有前伸,亦无偏斜;若冲击力不明显,说明下颌前伸;若左右冲击力不一致,说明下颌偏斜,一般偏向冲击力强的一侧。

扪测颞肌法　医生双手放在患者的两侧颞部,让患者做咬合动作。如果两侧颞肌收缩有力,且左右肌力一致,说明下颌没有前伸,也没有偏向一侧;如果收缩无力,表明下颌前伸;若左右肌力不一致,说明下颌偏斜,一般偏向有力的一侧。

面形观察法　观察患者在自然状态下的侧貌轮廓,特别要注意下颌与面中部的前后位置关系。记录颌位记录后,如果从患者的侧面看,下颌的前后位置无变化,说明下颌无前伸。若发现下颌较自然状态时偏前了,表明下颌前伸。

检查𬌗平面是否合适,𬌗平面两侧应等高,后牙区𬌗平面应等于或略低于舌背表面和舌侧缘处。𬌗平面的远中延长线应约等于磨牙后垫1/2处的高度。

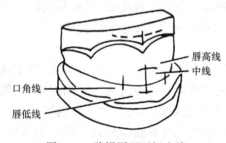

图 3-59　𬌗堤唇面画标志线

（唇高线、中线、口角线、唇低线）

4. 在𬌗堤唇面画标志线

（1）上下𬌗托形成后,将上下𬌗托就位于患者口中。以蜡刀刻画一些标志线于𬌗托唇面。标志线可用来选择人工牙的长度、宽度和指示人工牙排列的位置（图3-59）。

1）中线:参照整个面形确定中线,并划在𬌗堤前部唇面,代表面部正中矢状面所在的位置,作为两个上中切牙近中交界的标志线。

2）口角线:当上下唇轻轻闭拢时,划出口角在𬌗托上的位置,口角线也是垂直于𬌗平面的直线。

3）唇高线和唇低线:上下𬌗托在口中就位,嘱患者微笑,以蜡刀划出微笑时上唇下缘和下唇上缘的位置线,上唇下缘在上𬌗托唇面上形成凸向上的弧线和下唇上缘在下𬌗托唇面上形成凸向下的弧线。唇高、唇低线也叫笑线。笑线又分微笑和大笑两种笑线。

（2）上下𬌗托固定:画完标志线后用回形针弯制4枚"U"形钉,于后牙区蜡𬌗堤颊侧,靠近𬌗堤平面插入上下𬌗堤中,以固定上下𬌗托。

5. 上𬌗架　𬌗架又称咬合器,是模仿人体上下颌和颞下颌关节,借以固定上下颌模型和𬌗托,并可在一定程度上模拟下颌运动的一种仪器。上𬌗架,即将带有上下𬌗托的上下模型用石膏固定在𬌗架上以便保持上下模型间的高度和颌位关系为上𬌗架。

（1）𬌗架的类型:𬌗架可分为简易𬌗架、平均值𬌗架、半可调𬌗架和全可调𬌗架。其中半可调𬌗架在全口义齿的制作中经常使用。

（2）𬌗架各部件与人体相应器官的关系（表3-3）

表 3-3　𬌗架部件与人体咀嚼器官的关系

𬌗架	人体
上颌体	上颌骨
下颌体	下颌骨
侧柱	下颌升支
髁球、髁槽	髁突、关节凹
髁杆	左右髁突间的假想连线
髁杆外端	与髁突相应的面部皮肤表面
切导(切导针在切导盘内滑行的路线)	切道(下颌前伸、侧方运动时,下切牙切缘运动的路线)
切导斜度(切导与水平面的夹角)	切道斜度(切道与眶耳平面的夹角)
髁导(髁球在髁槽内滑动的路线)	髁道(髁突在关节凹内运动的路线)
髁导斜度(髁槽与水平面的夹角)	髁道斜度(髁道与眶耳平面的夹角)

（3）上𬌗架

1）检查𬌗架:检查 Hanan H 型𬌗架:①正中锁能锁紧。锁紧后,髁轴在髁导中央,上颌体不得前后左右移动;②切导针应在切导盘中央。当切导盘转动时,切针应不受影响,针的上刻线应与上颌体的上缘平齐;③扭紧架环固定螺钉后,上下架环与上下颌体密合,无松动现象;④打开正中锁后可作侧向和前伸运动;⑤髁导斜度固定在 25°,侧向髁导固定在 15°。

检查机械固定式𬌗架:①上颌体应能开闭,前后、侧向滑动自如,但无摆动现象;②髁球抵住髁槽前端,锁好正中锁;③切导针上刻线与上颌体上缘平齐,针的下端与切导盘中央接触;④放松定位、定向螺钉,夹模盘应能随调整轴上下移动,并可灵活转向,拧紧定位、定向螺钉后夹模盘便可固定不动;⑤检查固定螺钉,应能进退自如。

2）上架（Hanan H 型𬌗架）

①将𬌗架平放于台面上,手持𬌗托模型,置于𬌗架上比试,估计用于固定模型的石膏用量,然后用水浸湿石膏模型,打开上颌体。②取适量抗膨胀液,加入石膏粉,调匀后,先取少量充满下𬌗架环孔,并适量堆放于其上,继而将固定好的上下模型放在石膏上。③闭合上颌体,调整模型的位置,使𬌗堤平面的前缘与切针的下刻线平齐,中线对准切针,𬌗堤平面左右对称,后部微向上倾斜。④将多余的石膏涂抹于下颌模型边缘与架环之间,加以固定,并用水抹干。⑤打开上颌体,再调拌适量石膏,置于上颌模型的底座上,闭合上颌体,使石膏从架环孔挤出,刮平,将多余石膏涂抹于上颌模型底座侧面与架环之间,固定模型于上颌架环上。⑥在石膏初凝前,除去多余的石膏,石膏凝固后,将𬌗架洗干净。

【注意事项】

1. 制作过程中不能损伤模型。

2. 正确确定颌位关系。

3. 模型务必固定于正确位置,如中线不能偏斜;两侧𬌗平面应在同一水平面上,不得左右倾斜;前后左右位置应以架环为中心。

4. 上𬌗架时注意石膏调拌的稀稠度要适宜,略稠些。

5. 上𬌗架时中线不能偏斜,两侧应在同一水平面上,不得左右倾斜,模型应位于𬌗架中心。

【结果评定】

1. 评定无牙颌模型准备的情况。

2. 评定制作𬌗堤的掌握情况。

3. 评定确定颌位关系记录方法的掌握情况。

实训四　全口义齿的排牙（22学时）

【目的和要求】

1. 掌握人工牙的选择。

2. 掌握全口义齿排牙的原则和方法。

【实训内容】

1. 人工牙的选择。

2. 全口义齿前牙的排列。

3. 全口义齿后牙的排列。

【实训用品】

仿头模、蜡刀、酒精灯、喷灯、人工牙、蜡匙、软蜡条或蜡片、玻璃板一块、电机、砂石、咬合纸等。

【方法和步骤】

1. 人工牙的种类和选择

（1）人工牙的种类

1）根据人工牙制作材料的不同,将人工牙分为塑料牙和瓷牙两类。

塑料牙:其主要成分为甲基丙烯酸甲酯树脂。塑料牙与基托为同种树脂制成,两者结合力好,有质轻、韧性好、易磨改、不易折断等优点,但其硬度差,易磨耗,易污染变色,咀嚼效能稍差等缺点。

瓷牙:其主要成分陶瓷材料。其色泽好,不易污染变色,硬度大,不易磨损,咀嚼效率高等优点。但其质重、脆性大,易折裂,不易磨改,与树脂基托连接靠机械式结合,因此结合力差。前牙瓷牙舌面有固位钉,后牙瓷牙底面和邻面有固位孔,以加强与树脂基托的机械结合。

2）按𬌗面形态不同,人工牙可分为解剖式牙、非解剖式牙和半解剖式牙三种(图3-60)。

解剖式牙:即有尖牙,牙尖斜度为33°或30°。该类牙咀嚼效能较好,但侧向𬌗力大,不利于义齿的稳定。

非解剖式牙:即无尖牙,牙尖斜度为0°。该牙咀嚼效能较差,但侧向力小,对牙槽骨的损害小。

半解剖式牙:牙尖斜度约20°。模拟老年人的𬌗面磨耗,咀嚼效能一般。

（2）人工牙的选择:选牙时应考虑牙的种类、形态、色泽、大小及价格等各方面的因素,根据患者的口腔情

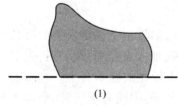
(1)

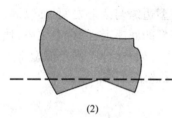
(2)

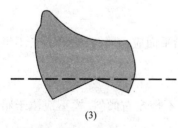
(3)

图3-60　人工牙𬌗面形态

况和经济条件,做具体分析,一般要在临床完成,需要征得患者的意见。

1) 前牙的选择:前牙影响到患者的面部形态和外观。选前牙时重点在美观。

大小的选择:①上前牙的总宽度为:两侧口角线之间𬌗堤唇面弧度之长度。②上前牙的高度:唇高线至𬌗平面的距离为上中切牙切2/3的高度;唇低线至𬌗平面的距离为下中切牙切1/2的长度。由此推算出上前牙的高度和宽度。

形态的选择:牙的唇面外形要与患者面部形态协调一致。面型的构成主要根据两侧颊线的位置关系。由此可将人类的面型大致分为三种(图3-61)。

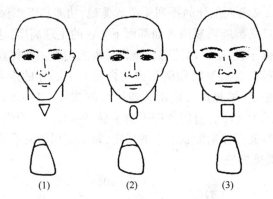

图3-61　牙形与面部形态
(1)尖形;(2)卵圆形;(3)方形

①尖型面:两条颊线自上而下地明显内聚,面型约呈清瘦的三角形。尖型面的上中切牙牙颈呈中等宽度,近中、远中面几乎成直线,但不平行,唇面平坦,唇面宽度自切缘到颈部逐渐变窄,近中线角较锐。②卵圆型面:两侧颊线自颧骨起呈向外凸形,面型圆胖,颏部略尖,下颌下缘呈圆曲线式。卵圆型面的上中切牙牙颈部略宽,近中面微凸,远中面的切1/2较凸,唇面较圆凸,两切角较圆。③方型面:两条颊线接近平行。此型的额部较宽,颊部方圆。方型面的上中切牙牙颈较宽,唇面切1/3和切1/2处的近中、远中边缘几乎平行,唇面平坦,切角近似于直角。

颜色的选择:主要参考患者的皮肤颜色、性别和年龄。年轻面白的女性要选择较白的牙,而年老面色黑黄的男性,宜选择较黄、色暗的牙,并征求患者的意见。

2) 后牙的选择:后牙的主要作用在于完成咀嚼功能,同时还要重视义齿承托组织的保健。

选择后牙的近远中宽度:将下颌尖牙远中面到磨牙后垫前缘作为人工牙下颌第一双尖牙至第二磨牙近远中径的总宽度,上颌的近远中宽度与下颌相匹配。

选择牙色:后牙牙色与前牙牙色协调一致或略深。

选择后牙𬌗面的形态:解剖式牙的𬌗面形态与天然牙相似,其特点是:在牙尖交错𬌗有尖窝交错的广泛接触关系,在非牙尖交错𬌗可以实现平衡咬合,适用于牙槽嵴高而宽者。半解剖式牙的𬌗面形态模拟老年人的𬌗面磨耗,多用于牙槽嵴窄且低者,但支持作用尚可者。非解剖式牙的𬌗面形态与天然牙有别,为无尖牙,𬌗面仅有沟窝、排溢沟等,上下后牙𬌗面间是平面接触(图3-62)。其优点是:可减小侧向力,无尖牙使𬌗力主要以垂直方向向牙槽嵴传导,可减少由侧向力造成的义齿不稳定,另外排牙时操作较简单,不要求平衡𬌗,可以不使用可调式𬌗架。

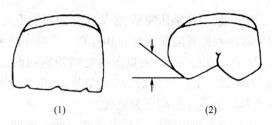

（1）　　　　　　　　　　　　（2）

图 3-62　无尖牙与有尖牙的侧面外形
（1）无尖牙（0°）；（2）有尖牙（30°）

2. 排牙原则　全口义齿人工牙的排列要考虑美观、功能和组织保健这三个方面。

（1）美观原则：全口义齿能恢复患者面部面下 1/3 的生理高度，达到面下 1/3 与整个面部比例的协调，使人显得年轻，给人以美感。全口义齿的美观主要体现在上前牙的排列上。

（2）咀嚼功能原则：有效的咀嚼和满意的咬合是人工后牙的主要功能，要有最广泛的牙尖接触，尖窝关系要稳定，尽量选择解剖式或半解剖式牙，以便增加切割便利，扩大接触面积，提高咀嚼效能。无尖牙尽管有广泛的平衡接触，侧向力小，但咀嚼效能差于有尖牙。

（3）组织保健原则：义齿在功能状态下的稳定，是组织保健的重要方面。

3. 排牙的步骤和具体方法

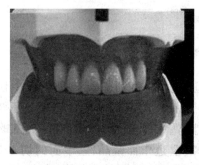

图 3-63　<u>1|1</u> 的近中接触点与殆堤中线一致

（1）排列前牙

1）排列上前牙应考虑的六个方面

近远中位置：<u>1|1</u> 的近中接触点与殆堤中线一致，且 <u>1|1</u> 位于中线的两侧，<u>32|23</u> 左右排列在中切牙的远中（图 3-63）。

唇舌向位置：<u>321|123</u> 唇面与殆堤唇面一致，应衬托出上唇的丰满度，同时应参考切牙乳突与前牙的位置关系。

垂直向高度：<u>1|1</u> 切缘落在殆平面上，<u>2|2</u> 切缘高于殆平面约 1mm，<u>3|3</u> 牙尖顶接触殆平面。

旋转：根据殆堤弧度 <u>321|123</u> 自近中面到远中面均应有适当的旋转。<u>3|3</u> 旋转度较大。

近远中向倾斜：<u>321|123</u> 切缘至颈部应向远中适当的倾斜。

唇舌向倾斜：<u>21|12</u> 颈部至切缘向唇侧倾斜，<u>3|3</u> 近似直立（图 3-64）。

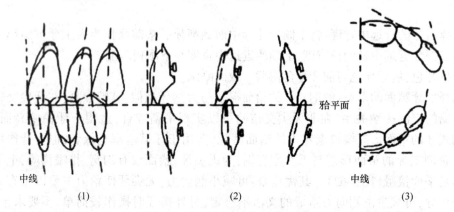

中线　　　　　　　　　　　　　　　　　　殆平面　　　　　　　中线
（1）　　　　　　　　　　（2）　　　　　　　　　　（3）

图 3-64　前牙位置的常规排列要求

2）排列下前牙:排列下前牙除应考虑以上的六个方面,还应与上前牙形成浅覆𬌗、浅覆盖。

3）前牙常规排列位置见表3-4。

表3-4 前牙排列要求

	唇舌向倾斜	近远中倾斜	旋转度	与𬌗平面的关系
上颌中切牙	颈部微向腭侧倾斜或接近垂直	颈部微向远中倾斜	与前牙区域颌弓曲度一致	切缘接触𬌗平面
上颌侧切牙	颈部微向腭侧倾斜	颈部向远中倾斜角度最大	远中微向舌侧旋转	切缘距𬌗平面约0.5~1mm
上颌尖牙	颈部微向唇侧倾斜	颈部向远中倾斜角度大于中切牙小于侧切牙	远中向舌侧旋转与颌弓曲度一致	牙尖与𬌗平面接触
下颌中切牙	颈部微向舌侧倾斜或接近垂直	长轴与中线平行	与颌弓曲度一致	切缘高出𬌗平面约1mm
下颌侧切牙	直立	颈部略向远中倾斜	与颌弓曲度一致	同上
下颌尖牙	颈部微向唇侧倾斜	颈部略向远中倾斜	与颌弓曲度一致	同上

4）前牙排列方法:一般先排上颌前牙再排下颌前牙,排上前牙顺序有两种。可根据个人习惯而定。

根据𬌗堤上的标志线,将靠近中线两侧的蜡烫软,先排上颌两颗中切牙,再排两侧的侧切牙,最后排两侧尖牙。同法再排下颌6颗前牙。

先排一侧中切牙、侧切牙、尖牙,然后排列另一侧中切牙、侧切牙、尖牙。上前牙排完后,可用示指从唇侧横贴上前牙切缘,从切龈方向观察上前牙排列是否在一均匀的弧线上,与𬌗弓形状是否一致,左右是否对称。同法排列下颌六颗前牙(图3-65、图3-66)。

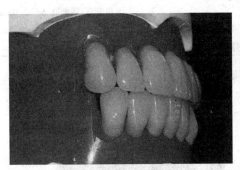

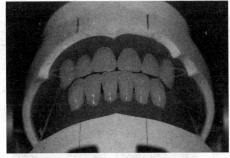

图3-65 正中𬌗时,上下前牙浅覆𬌗、浅覆盖　　图3-66 正中𬌗时,上下前牙无接触

(2)后牙的排列:在排好前牙后可以试戴,病人满意再排后牙(表3-5)。

1）排列后牙应考虑的四个方面

垂直向定位:𬌗平面应平分颌间距离,$\overline{6|6}$的𬌗面应与1/2磨牙后垫等高。

颊舌向定位:下颌后牙的颊尖或中央窝排在牙槽嵴顶,同时参考磨牙后垫颊舌缘与下尖牙近中邻接点形成的三角形与后牙颊舌尖的位置关系。

近远中定位:65|56应位于上颌后牙弓的中段处,同时参考7|7的远中邻面在磨牙后垫的前缘。

旋转度:与颌弓后部的曲度一致(图3-67)。

2）后牙的排列顺序:后牙的排列顺序有各种方法,如Swenson排牙法是先排好上后牙,然后再排下后牙(图3-68、图3-69、图3-70、图3-71、图3-72);Snow排牙法是先排好一侧牙,再排

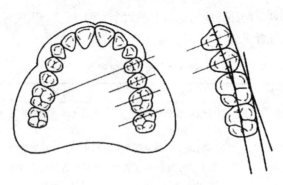

图 3-67　上颌后牙的旋转度

另一侧牙;协调对称排牙法是先排一侧上颌第一双尖牙,然后排同侧下颌第一双尖牙再排上颌第二双尖牙,接着排下颌第二双尖牙,以此类推。操作者可根据自己的习惯,按顺序排列。

表 3-5　后牙排列要求

	颊舌向倾斜	近远中向倾斜	旋转度	与𬌗平面的关系
上颌第一前磨牙	颈部微向颊侧倾斜	颈部微向远中倾斜或直立	与颌弓后部的曲度一致	颊尖接触𬌗平面,舌尖离开𬌗平面约 1.0mm
上颌第二前磨牙	直立	直立	同上	颊、舌均与𬌗平面接触
上颌第一磨牙	颈部向腭侧倾	颈部微向近中	同上	近中舌尖与𬌗平面接触,远中舌尖、近中颊尖离开𬌗平面 1.0mm,远中颊尖离开𬌗平面 1.5mm
上颌第二磨牙	同上	同上	同上	舌尖离开𬌗平面 1.0 mm。近中颊尖离开𬌗平面 1.5～2.0mm。远中颊尖离开𬌗平面 2～2.5mm
下颌后牙	全部与上颌后牙按尖窝交错的中性关系排列			

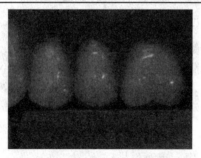

图 3-68　上颌后牙的排列(颊面观)

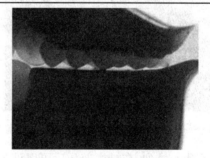

图 3-69　上颌后牙排列后(舌面观)

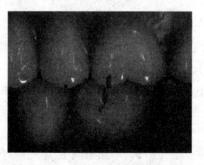

图 3-70　上下第一磨牙的咬合位置

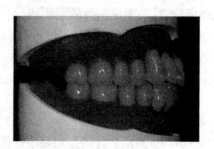

图 3-71　后牙排列后的状况(矢状面观)

（3）全口牙列的检查

1）𬌗面观：上下颌牙弓的形态：观察整个牙弓形态与𬌗弓形态是否一致，前牙切缘与后牙𬌗面沟窝连线应为一条自然的弧线。

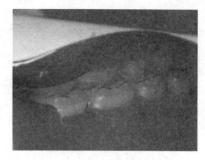

图3-72　后牙排列后的状况（舌面观）

牙弓在牙槽嵴顶的位置：检查人工牙列的位置，既不能过于偏向唇、颊侧，又要给舌体运动留有足够的空间。

2）唇、颊、舌面观：唇面观：牙列在牙尖交错𬌗时，检查上下前牙中线是否一致。前牙弓是否符合要求，上下前牙的排列是否符合美观的要求。打开𬌗架，从前向后观察𬌗平面高低是否一致，有无倾斜。

颊面观：检查𬌗平面是否平分𬌗间隙，后牙是否有两条合适的𬌗曲线。

舌面观：从舌侧观察检查牙尖交错𬌗时各个牙的咬合接触状况，以保证颊、舌尖均有广泛紧密地接触。

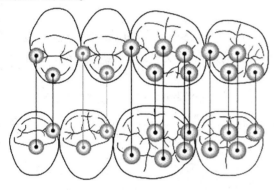

图3-73　后牙功能尖咬合接触点的对应关系

3）咬合关系：前牙具有浅覆𬌗、浅覆盖。

牙尖交错𬌗时，上下后牙𬌗面均有紧密的尖窝锁结关系，后牙的功能尖如（图3-73）所示。

除 7|7、1|1 外，上下牙列均为一牙与两牙相对的接触关系。

整个排牙过程中，切导针仍需与切导盘保持紧密接触，不得升高。

用咬合纸检查正中𬌗，确保有与咬合方式相对应的最大𬌗接触面积的存在；若采用可调式𬌗架，用咬合纸检查侧方平衡𬌗、前伸平衡𬌗，使之具有前伸及侧向平衡𬌗。

4）检查美观性：前牙的中线需与延伸到模型上的中线一致，且上下颌的中线吻合，目视无实质偏差；前牙的规格及其所处位置符合口角线、唇高线、唇低线的要求；前牙的突度、斜度原则上符合平均值的要求；在正面及矢状面，切缘及其牙尖与𬌗平面的位置关系正确；在𬌗面观上下前牙弓形态与颌弓形态一致，且左右两侧对称，上下颌尖牙与双尖牙的衔接位置正确。上下前牙的覆盖、覆𬌗匀称。

（4）平衡𬌗的调整：排牙完成后，依次调整正中平衡𬌗、前伸平衡𬌗、侧方平衡𬌗。

【注意事项】

1. 排牙过程中注意牙的位置关系及𬌗曲线。

2. 上下颌前牙应形成浅覆𬌗、浅覆盖。

3. 后牙中央窝或功能尖应位于牙槽嵴顶上。

4. 上下颌后牙应达到最紧密的咬合关系。

5. 调整平衡𬌗时不能改变咬合关系。

【结果评定】

1. 评定排列前牙的情况。

2. 评定排列后牙的情况。

3. 评定前牙和后牙的咬合接触情况。

实训五 全口义齿蜡型工艺技术(8学时)

【目的和要求】

1. 掌握义齿蜡型的基本要求。

2. 掌握义齿蜡型完成的技巧。

【实训内容】

全口义齿蜡型完成的过程。

【实训用品】

蜡刀、酒精灯、喷灯、人工牙、蜡匙、软蜡条或蜡片等。

【方法和步骤】

1. 检查人工牙位置的准确性 由于蜡的收缩率大,全口义齿排列后,易发生人工牙轻微移位,因而改变原有的咬合关系。因此,在牙龈雕刻前需再次用咬合纸检查咬合关系,并及时修改。

2. 蜡型基托的塑性 牙龈雕刻是修复缺失的牙龈,从蜡义齿的牙颈缘到基托边缘为止,用蜡完成基托磨光面所需的形态。基托磨光面的形态不仅关系到咀嚼、发音、美容及舌感,对义齿的固位、稳定也有很大的影响。

(1) 唇侧的牙龈雕刻:在唇侧,需按人工牙牙体长轴的方向形成牙槽隆突,特别要强调上颌尖牙的牙槽隆突(图3-74、图3-75)。另外,有时需要体现与患者年龄相称的牙龈退行性萎缩和龈乳头的形状。

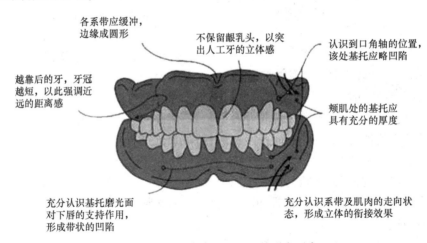

图3-74 基托磨光面正面观的形态要求

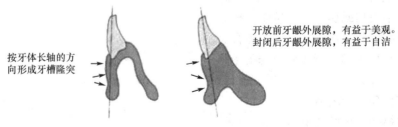

图3-75 牙体长轴与牙槽隆突及其基托边缘的衔接形

（2）颊侧的牙龈雕刻：在颊侧，需恢复牙槽颊侧的吸收，同时龈乳头和牙槽隆突应符合易于清洁的形态（图3-76）。

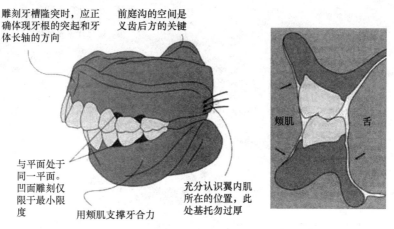

图3-76 基托磨光面矢状面观的形态要求及后牙区义齿间隙模式图

（3）舌侧的牙龈雕刻：在舌侧，每颗人工牙的舌侧，应正确体现牙冠的舌侧长度。在下颌舌侧为确保舌的作用及其运动空间，在基托中部形成凹陷（图3-77、图3-78）。

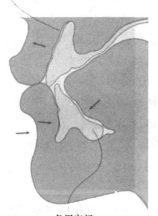

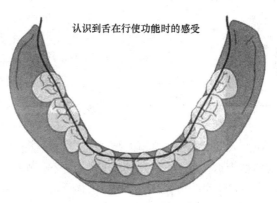

图3-77 义齿间隙模式图（矢状面观）　　图3-78 舌侧基托的形态要求

（4）腭侧的牙龈雕刻：在腭侧，基托与舌接触的部分涉及发音功能。其形态应接近天然牙列（图3-79）。具体要求如下：

1）从前牙舌侧的牙颈线至腭侧的牙槽上加蜡形成近似于"S"形的轻微隆突。

2）从后牙舌侧牙颈部向牙槽方向应呈略突起的衔接形态。

3）腭皱具有发音和摄取食物的作用，如其形态不当会影响发音功能，为此需特别注意。

（5）基托边缘：基托边缘应呈圆钝，接近于棒球杆头部的形状，以此改善义齿的固位。此外，上颌义齿后缘需与腭黏膜流畅衔接。

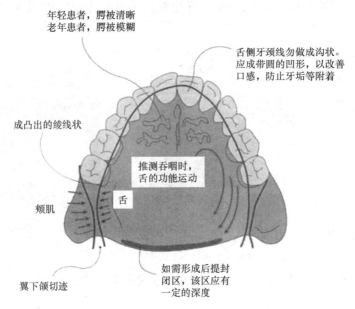

年轻患者，腭被清晰
老年患者，腭被模糊

舌侧牙颈线勿做成沟状。
应成带圆的凹形，以改善
口感，防止牙垢等附着

成凸出的绫线状

推测吞咽时，
舌的功能运动

舌

颊肌

翼下颌切迹

如需形成后提封
闭区，该区应有
一定的深度

图 3-79   腭侧基托磨光面的形态要求

3. 牙根、牙龈及腭皱襞的塑型

（1）牙槽隆突及牙龈缘的选择：对于牙根粗壮的单根及多根牙，因其牙根长而宽，需表现牙槽隆突（表 3-6）。

对于牙根狭窄的单根牙及双根牙，因其牙根狭窄，需体现牙龈缘。

表 3-6   牙槽隆突、牙龈缘所对应的牙位

类别	牙位	
牙槽隆突	7631	1367
	763	367
牙龈缘	542	245
	5421	1245

牙槽隆突的宽度、突度略大于牙根，中部的突起往远中方向行走，左右两侧按牙根的形状内收。需从三维角度体现牙槽隆突的质感。

牙龈缘需体现游离龈包裹牙颈线的三维质感，在𬌗面观，其中部突，左右两侧按牙根的形状内收。其正面高度约为 2mm，带状形态与牙颈线平行。

（2）牙根、牙龈的塑型方法

1）观察人工牙的牙体长轴，想象牙根与牙槽骨的形状，判断牙龈横截面的形状、牙龈的厚度；从模型上取下义齿，确定边缘的厚度及牙槽嵴的吸收状态及系带和肌肉的走向等，以此作为加蜡标准，粗加蜡成形（图 3-80、图 3-81）。

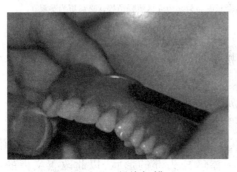

图 3-80   龈缘加蜡

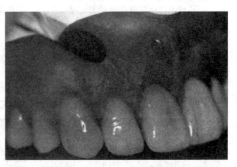

图 3-81   基托边缘加蜡

2）形成符合义齿间隙的形状后,观察人工牙牙面的倾斜度,为使牙颈部及牙龈缘与牙龈自然衔接,在加蜡的同时,雕刻成形,并去除过剩的蜡(图3-82、图3-83)。

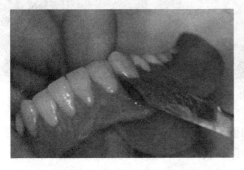

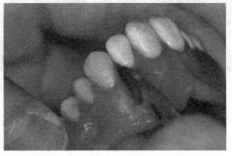

图3-82　修整凹凸衔接处　　　　　　　　　图3-83　去除过剩的蜡

3）削除过剩的蜡,修正基托形态后,检查已雕刻成形的部分符合要求。为易于观察基托外形,可在蜡义齿表面涂布婴儿爽身粉(图3-84)。

4）用锐利的雕刻刀雕刻牙颈线,切忌在牙颈线上做成沟状。以解剖学的数据为依据,牙龈缘的形态,因所符合人工牙的唇侧凸度和其他三维形态,使牙龈呈现个性化效果(图3-85)。

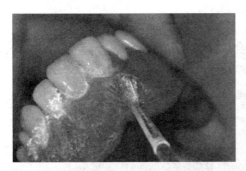

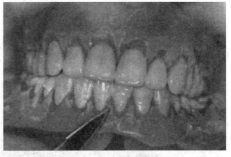

图3-84　为便于观察,在基托表面涂布爽身粉　　　图3-85　雕刻牙颈线

5）推测牙槽隆突的形态、设想与基托边缘相接触的颊肌等肌群包围义齿的形状,在蜡义齿的唇、颊侧形成相应的凹陷(图3-86)。在临床上,由于各个患者的颊肌走向不同,有时也需形成凸面,个体差很大。

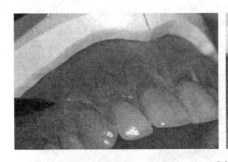

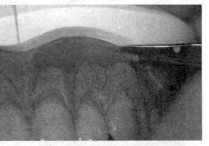

图3-86　雕刻牙槽隆突

6）使牙龈缘的凸与其下方的凹流畅衔接,并使其光洁,以便抛光(图3-87)。

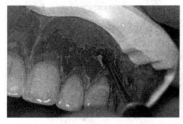
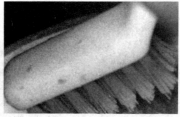
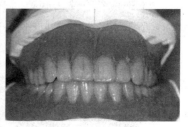

图 3-87　牙槽隆突和牙龈缘的细节修整

7）原则上，在口轮匝肌、唇的下部形成凹面（图 3-88）。但也有个体差，如果要形成凸面，而信息不够时，因遵从来自印模、𬌗托的信息。技师不得把自我的想象强加给患者。

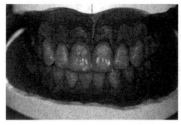
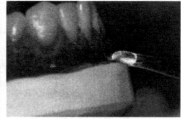
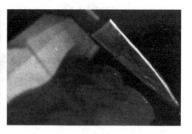

图 3-88　凹凸衔接流畅

8）切勿在牙颈缘形成内陷的凹沟，应完全去除该部过剩的蜡。为表现出美观的牙颈线，可用锐利的蜡成型器修正细节部位（图 3-89）。

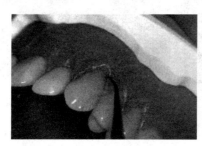
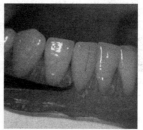

图 3-89　最终确定牙颈线

9）初步雕刻成形。以最接近抛光后的状态（表面光洁、保留细节）为目标，用酒精喷灯谨慎光洁蜡型（图 3-90）。

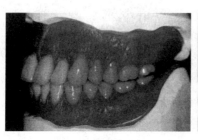
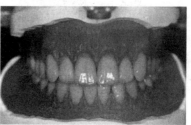

图 3-90　用酒精喷灯光洁蜡义齿表面

（3）腭皱襞的塑型：腭皱襞是腭侧基托与舌尖接触的部分，从尖牙到双尖牙区域有2～4条以上，且长度不等、左右不对称，形状弯曲复杂。

腭皱襞不仅具有防止食团打滑的作用，还决定了发音时舌尖的位置，是重要的调音器官之一。

在完成上述牙龈雕刻后，进入腭皱襞塑型。腭皱襞的塑性有下列两种方法。

1）压贴腭皱襞蜡型的成型方法：①挑选出符合解剖数据平均值的临床模型，在其上描绘硅橡胶印模区域（图3-91）。②取硅橡胶印模后，剪除过剩部分。并在硅橡胶背面标注中线及切牙乳头中点的横线，形成十字线（图3-92）。取硅橡胶印模不得太厚，厚度以2～3mm为宜。③在其上构筑约0.5mm厚的蜡（图3-93）。④用酒精喷灯轻轻光洁上颌腭侧基托相当于腭皱襞的区域。⑤趁热把承载了腭皱襞蜡型的硅橡胶印模压贴在上颌腭侧基托，并使两者的中线吻合，且与切牙乳头中点的位置一致，不歪斜（图3-94）。⑥为防止因施加外力而发生的前牙移位，用两手的食指放在前牙弓的唇侧，抵御外力。⑦用小蜡刀烫接腭皱襞的接缝处，再用蜡刀修整，使之流畅衔接后，用酒精喷灯光洁其表面（图3-95）。

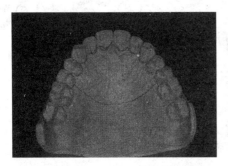

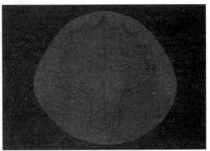

图3-91　在模型上描绘硅橡胶印模区域　　　图3-92　取硅橡胶印模

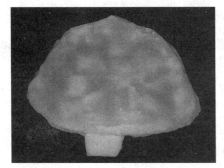

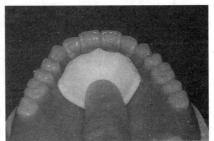

图3-93　在腭皱硅橡胶印模上构筑厚　　　图3-94　压贴腭皱
　　　　度约为0.5mm的蜡

2）滴蜡成型的成型方法：按照下图的解剖数据，在上颌基托腭侧用滴蜡成型的方式，制作腭皱（图3-96、图3-97）。

【注意事项】

1. 上蜡过程中，应注意不能使人工牙变位，以免影响咬合关系。

2. 相当于牙根之间的部位与龈缘和义齿边缘之间应形成凹凸状，两凹凸间应相互移行。

3. 用吹灯吹光蜡型时，应使火焰在蜡型表面迅速移动，避免蜡熔化过度而影响厚度。

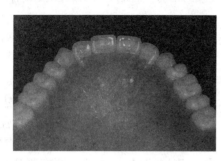

图 3-95　完成腭皱外形

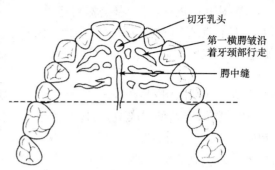

图 3-96　腭皱襞外形

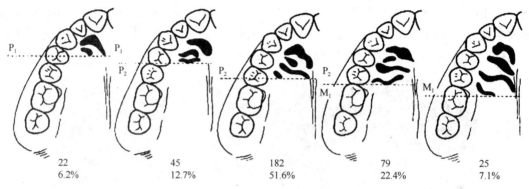

图 3-97　横腭皱的宽度及其统计学百分比

【结果评定】

1. 评定基托蜡型厚度、龈缘形态的制作情况。

2. 评定牙根突度的制作情况。

实训六　全口义齿装盒、充胶、打磨抛光工艺技术(10 学时)

【目的和要求】

1. 掌握全口义齿装盒方法和步骤。

2. 掌握去蜡、充填塑料、热处理的操作方法和要求。

3. 了解基托塑料的性能和充填、热处理时的注意事项。

【实训内容】

1. 全口义齿装盒。

2. 去蜡、充填塑料、热处理。

3. 开盒、打磨、抛光。

【实训用品】

水壶、杯、调刀、压榨器、型盒、水浴锅、石膏剪、雕刻刀、毛笔、热凝树脂、玻璃纸、分离剂、石膏、小刀、木槌或铁锤、技工打磨机、裂钻、砂石、粗磨石、钨钢磨头、砂皮纸、毛刷、布轮、绒轮、细石英粉。

【方法和步骤】

1. 装盒、充胶、热处理　装盒的目的是在型盒内形成蜡型的印模,以便充填树脂,经热处理后用树脂代替蜡型。

(1) 选择型盒:型盒由上层型盒、下层型盒和型盒盖三部分组成。通常分大、中、小三个型号,操作者可根据模型的大小来选择型盒,一般模型距型盒顶部至少留有10mm以上距离,与型盒边缘应有5~10mm以上距离。选择型盒时,一定要注意上下层型盒对合良好,完整无损。

(2) 模型准备:将完成蜡型的模型从𬱟架上用锤子轻轻敲打取下,浸泡在冷水中约10分钟,使其吸足水分,以免装盒时吸收装盒石膏中的水分加快凝固速度及膨胀,不利于操作,导致装盒包埋不实。此外,浸湿后的模型也便于修整。

用模型修整机或工作刀将模型不被蜡型利用的部分修去,使模型的大小、厚薄与型盒相适应。操作过程中注意用力适当,随时检查模型修整情况,防止将模型磨穿、折断。

(3) 装盒:全口义齿装盒采用反装法。此法是将模型固定在下层型盒中,人工牙及蜡基托暴露,然后装上层型盒,人工牙翻到上层型盒中(图3-98)。

1) 灌注下层型盒:调适量调拌好的石膏倒入内壁涂有凡士林的下层型盒中,达2/3,将带蜡型的模型压入石膏浆中,其高度和前后左右的位置要适中。上颌义齿要前高后低,以减少倒凹。

装下层型盒时动作要迅速,趁石膏未完全结固时,一边用细水流冲洗,一边用手指轻轻抹光表面,使之光滑,并用排笔将黏附在蜡型和人工牙表面的石膏去净。

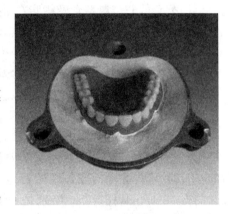

图3-98　下层型盒的装盒

下层型盒的边缘应完全露出,以便与上层型盒吻合。待石膏结固后,其表面均匀涂布一层分离剂,以便上下层型盒容易分离。

2) 灌注上层型盒:下层型盒石膏达到初凝后(约30min),取型盒的上部套在下层型盒上,要求上下层型盒的边缘紧密接触。涂分离剂,调拌石膏,边振动型盒边注入石膏,为防止牙颈部和牙间隙处产生气泡,可先用排笔蘸调好的石膏浆涂一层。待石膏浆注满上层型盒后再加盖,放压榨器上压紧,使多余的石膏从周边溢出。

(4) 除蜡

1) 烫盒:装盒完成后,待包埋石膏完全凝固,从压榨器上取下型盒,置入80℃以上热水中浸泡5~10分钟,待有蜡滴散开浮现水面,说明蜡已软化,开盒去除软蜡。烫盒时间不宜过长,以免蜡融化后浸入石膏模型中,影响涂布分离剂。打开型盒,去除软蜡,修整石膏飞边,进行冲蜡处理。

2) 冲蜡:烫盒去蜡后,为了将余蜡彻底去干净,需在型盒保持一定热度的情况下进一步用热水冲洗。冲蜡时,水要热,距型腔位置要高,水流要细,使冲蜡的水具有一定的冲击力,才能冲得干净。冲上层型盒时应注意有无松动的人工牙,如有则待蜡去净后,再将牙放回上层型盒的人工牙的阴模内,勿丢失人工牙。

(5) 涂分离剂:用毛笔将型盒内模型和包埋石膏表面涂一薄层分离剂。涂分离剂时按一个方向涂布,切勿反复涂擦,以免破坏已形成的薄膜;不要涂布在人工牙表面上,以免造成人工牙与基托树脂的分离,如果涂布,可用酒精棉球或牙托水擦净。

(6)填塞树脂:在20℃左右室温下,热凝树脂粉和液调和后约20分钟达到面团期,约维持5分钟,此时进行充填。充填前洗净双手将树脂揉捏均匀,将树脂填入型腔。充填的量要比实际需要的量略多些,以免充填不足。然后关闭上下型盒,放到压榨器上压紧。

(7)热处理

1)湿式聚合法:将型盒置于70~75℃水中,恒温90分钟,然后升温至100℃,保持30~60分钟。

将型盒置于温水中,在1.5~2小时内缓慢匀速升温至100℃,保持30~60分钟。此方法最简便。

将型盒置于70~75℃水中,维持90小时。此方法使基托性能最好。

2)干式聚合法:利用压榨机上下加压板中的热源加热使树脂聚合,热源可来自电炉丝或电磁加热器。

使用配套的非金属型盒及树脂在微波炉产生的微波下使树脂聚合。

在热处理中,应注意控制升温的速度,如升温速度过快,易使基托产生气泡,影响质量。

(8)开盒

1)型盒在热处理后于水中自行冷却,水温降至50℃以下时,为出盒最佳时机。

2)出盒方法:出盒时卸除螺丝等设施,去掉型盒盖,用石膏剪或锤子分开上下层型盒。

用锤子敲击下层型盒底板,使石膏从下层型盒脱出;把型盒底板置于上型盒盒盖处,锤子敲击型盒底板,使石膏从上层型盒脱出。

用工作刀、石膏剪等工具将义齿从石膏块中分离出来。操作应细心,避免损坏义齿。剪除石膏时,应先去除周围包埋的石膏,再剪模型。使用剪刀时要准确判断剪刀所产生分裂力的方向,防止基托折断。特别是下颌全口义齿,切忌从后部正中剪,以免造成基托中部折裂。

(9)清理义齿:义齿表面黏附的石膏,先用工作刀剔刮,然后将其浸泡于30%枸橼酸钠过饱和溶液中,24小时后取出,用清水洗刷干净,残存的石膏即可去净。

2. 打磨、抛光 磨光包括粗磨和细磨两个步骤,每步都要合理使用相应的工具和材料进行,遵循由粗到细、先平后光的原则,不能急于求成。

(1)粗磨(磨平):粗磨是指用各种磨具对义齿表面进行平整,以减少其表面粗糙度的加工过程。其目的主要是磨去基托过长、过厚、飞边以及磨光面过凸之处,使义齿边缘圆钝,具有合理的形态。粗磨是细磨的基础步骤。

1)基托边缘的磨平:先用钨钢磨头、大砂轮、粗磨头、白矾石等工具将义齿基托过长、较大飞边的部分磨去,也包括倒凹过大的组织面。用刀边砂石修出唇、颊、舌系带切迹。

研磨时,基托组织面向上,便于掌握磨除基托边缘的多少,使其薄厚一致。双手间断向砂石上加压用力。磨除量大时可重压,磨除量小时可轻压。一般先重后轻,使义齿磨光面逐渐平整。磨边缘时,应将磨头与基托垂直。

经粗磨后,基托边缘应圆钝,磨光面向组织面要形成自然过渡,不能形成锐角。

2)基托磨光面的磨平:如果义齿制作操作正规,义齿出盒后,基托磨光面的牙颈部、邻间隙、根部隆突及基托的凹面外形往往能保持义齿蜡型的原有光滑度,不用再进行研磨。如需研磨,也尽量少磨。用精修钻、白矾石等研磨义齿磨光面。用细裂钻、小砂石等研磨牙颈部和邻间隙。

3) 组织面的磨平:组织面是口腔黏膜的真实反映,除树脂瘤、尖锐的凸起、残留石膏渣以及需缓冲骨突等处外,一般不应研磨。用裂钻、圆钻、小砂石钻,将组织面上的树脂瘤、尖锐凸起以及石膏残渣等小心磨除。

4) 精细磨平:经过上述对各处进行研磨后,基托已具备基本形态,再夹轴裹上粗细不同的细砂布将整个磨光面轻轻打磨一遍,使之进一步平整,直至光滑。

(2) 细磨(抛光):是指对义齿表面进行光亮处理的过程。其目的是为了使义齿表面高度光滑,外形美观,戴入口腔后患者感觉舒适,食物不易沉积,材料不易变质。细磨所用的主要工具是布轮、毛刷轮、毡轮等,配合细石英砂糊剂使用。

1) 基托磨光面的抛光:用湿布轮加细石英砂糊剂进行抛光。布轮有各种型号,可根据需要选择使用。如上颌义齿腭弓过高舌侧区过窄,布轮不易磨到时,可用绒锥抛光。

抛光时要注意:①润湿布轮;②不停地加入磨光粉糊剂;③掌握用力的大小和方向,从不同的角度磨光,避免同一方向磨成沟槽。

2) 牙间隙的抛光:用短的黑毛刷加细石英砂糊剂进行磨光效果较好。黑毛刷毛的长度最好约为 15mm,软硬度适宜,又富有弹性。

抛光时注意:①短促有力地间断加压;②不停地加入细石英砂糊剂,以保持表面湿润,起到降温的作用,提高磨光效率;③抛光时要对准牙间隙,尽量保护牙面。

3) 精细抛光:用毛长而柔软的白毛刷加氧化锌糊剂(加水拌成)轻轻抛光。抛光时要不停地转动义齿,使表面抛光均匀。

4) 涂上光蜡(膏):用干净布轮沾抛光蜡,抛磨基托磨光面,达到光亮的效果。石英砂布轮和蜡布轮不可混用。

【注意事项】

1. 注意装盒的方法。
2. 涂分离剂时不能反复涂。
3. 热凝树脂调拌时注意水粉比例,避免产生气泡。
4. 加压应及时、充分。
5. 热处理升温不能过快。
6. 一定要在自然冷却后进行开盒。
7. 磨光时注意先粗后细的顺序。
8. 不能损伤人工牙、牙根突度。

【结果评定】

1. 评定装盒情况。
2. 评定充胶过程的细节情况。
3. 评定打磨、抛光技术的掌握情况。

实训七　全口义齿的修理(4 学时)

【目的和要求】

1. 掌握全口义齿基托折裂的修理方法及步骤。
2. 掌握全口义齿人工牙折断的修理方法及步骤。

【实训内容】

1. 全口义齿基托折裂的修理。

2. 全口义齿人工牙折断的修理。

【实训用品】

技工马达、已备基托折断的上半口义齿、砂石、刚玉磨头、502 胶、牙签、酒精灯、蜡勺、医用模型石膏粉、红蜡片、橡皮碗、石膏调刀、型盒、石膏剪、电热锅、玻璃纸、小瓷杯、黏固粉调拌刀、压榨器、热凝牙托粉、热凝牙托水、分离剂。

【方法和步骤】

1. 全口义齿基托折裂的修理

（1）全口义齿基托折裂和折断的原因

1）不慎将义齿掉到地上造成基托折裂或折断。

2）由于人工牙排列不合适或有支点存在,造成殆力不平衡而引起义齿折裂或折断。

两侧后牙排列在牙槽嵴顶外侧,咬合时以牙槽嵴为支点或上颌硬区为支点,造成基托左右翘动,影响义齿的固位,并造成义齿的纵裂。

由于牙槽嵴的吸收,使基托组织面与组织之间不密合,义齿翘动而使义齿折裂。因咬合应力分布不均匀,尤其是应力集中在前牙腭侧中线区,导致基托纵裂,常常是先在上中切牙之间出现裂隙,然后渐渐向后延长最后断裂。有时也可见于下颌义齿。

（2）基托折裂和折断的修理方法及步骤

1）复位固定:将基托断面洗净擦干,用黏结剂（502 胶）将断端黏固（图 3-99）,或用烧红的蜡刀在磨光面的裂隙处,与裂隙垂直的方向每隔 2~3mm 烫一下,以使折断的两部分暂时黏结在一起（图 3-100）,也可将义齿用火柴杆或牙签数根横贯折断线,两端用蜡固定（图 3-101）。固定后检查结合处的位置及关系是否正确。

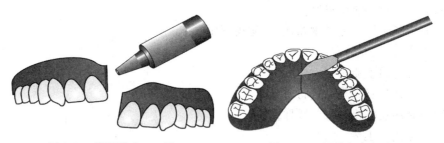

图 3-99　断面涂布 502 胶　　　　图 3-100　烫熔断面两端

2）灌注模型:将义齿的组织面涂上分离剂,调拌石膏置于义齿组织面,灌制石膏模型。石膏凝固后,将固定物拆除（图 3-102）。

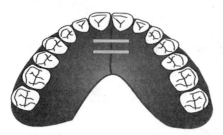

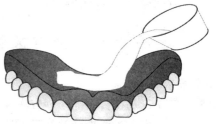

图 3-101　用牙签棍固定结合面　　　　图 3-102　灌注模型

3）断面处理:将义齿从模型上取下,用轮形石将基托折断面两端各磨去 3~5mm(图 3-103),如组织面有倒凹,义齿不能从模型上取下时,可用轮形石将折断处两侧基托磨去一部分,深达组织面,但不能损坏石膏模型。或在组织面,与折裂线垂直方向磨出沟(但不能穿透),放如增力丝。

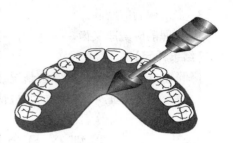

图 3-103　断端两侧各磨除一部分基托

4）填胶、热处理:模型上涂分离剂,将义齿按原来位置放好。折断处用蜡恢复外形。装盒时只需露出用蜡恢复的基托,义齿的其余部分均用石膏包埋,常规热处理,完成义齿修理。全口义齿折断可以用热凝树脂修复,也可用自凝树脂修理。如基托断面无法正确对位,患者又无重新制作义齿的意愿,可以洗净义齿并将断裂处基托打磨粗糙后,涂单体以自凝树脂直接在口内黏合,黏合时尽量要求患者咬在正中殆位。

5）调殆:义齿修理完成后,戴前需要做硬区缓冲,并注意咬合调整。

2. 全口义齿人工牙折断、脱落的修理

(1) 人工牙折断、脱落的原因

1）人工牙与基托结合部面积过小。

2）烫盒去蜡时蜡未去净。

3）填胶时人工牙盖嵴部未滴单体。

4）填胶时人工牙盖嵴部误涂了分离剂。

5）装盒时压盒力量不够或胶量不足。

6）瓷牙固位钉不牢固及固位孔过小或不通畅。

7）开盒时操作不当。

8）义齿不慎掉落坚硬地面。

(2) 人工牙脱落或折断的修理

1）塑料人工牙:可磨除义齿上的残留牙冠及舌侧基托,并适当扩大牙窝,但注意保存基托唇侧龈缘。选择与同名牙形态、颜色、大小相似的人工牙,适当磨改放于牙窝。若原人工牙整个脱落出来,则可通过磨改原人工牙盖嵴部使之粗糙,或预备出固位倒凹。然后在人工牙的盖嵴部和相应的基托部分滴单体溶胀,调整好咬合关系,最后调拌自凝塑料于黏丝期将人工牙填入牙窝内,刮除多余自凝树脂,打磨抛光,注意咬合关系。

2）人工瓷牙:可用喷灯的小火焰,在折断牙周围间断加热,使瓷牙周围塑料变软,用蜡刀或雕刻刀将折断的瓷牙撬出。也可用裂钻从舌侧龈缘处去除塑料,并将折断瓷牙去除,并适当扩大基托上的牙窝。按照义齿上人工牙的形状、颜色、大小选择相近似的人工牙,用调拌好的自凝塑料,从舌侧磨去的基托部位填入,待塑料完全凝固后,磨光后完成修复。

如需补的牙数目较多,可先按要求将人工牙排好,用蜡固定,再装盒、除蜡后,将牙固定在型盒内,按塑料常规方法处理。

后牙折裂、折断或脱落的修理特别要注意恢复正确咬合关系,修理完毕后要进行调殆,以消除早接触点。

【注意事项】

1. 折断断面对位要准确。

2. 灌注模型前应涂分离剂。

3. 多余树脂应磨除。

4. 修理前应洗净义齿。

【结果评定】

1. 评定修理折裂基托的掌握情况。

2. 评定修理人工牙的方法的掌握情况。

实训八　全口义齿重衬(4学时)

【目的和要求】

1. 了解直接与间接重衬的适应证。

2. 掌握全口义齿重衬方法。

【实训内容】

全口义齿的重衬。

【实训用品】

旧全口义齿、印模、自凝或热凝树脂、型盒、石膏、调拌碗、调拌刀、打磨机、磨头等。

【方法和步骤】

重衬是指在全口义齿的组织面上加上一层塑料,使其充满牙槽嵴及周围组织被吸收部分的间隙,使基托组织面与周围的组织紧密贴合,增加义齿的固位力。

1. 全口义齿重衬的原因

(1) 全口义齿戴用一段时间后,由于牙槽嵴组织的吸收,导致固位不好。

(2) 在初戴义齿时由于基托不密合而固位不好。

(3) 义齿折断修理后基托不密合时也需进行重衬,否则义齿修理好以后,仍然容易折断。

2. 全口义齿重衬方法

(1) 种类及材料

1) 种类:直接法重衬、间接法重衬和自凝软衬材料重衬。

2) 材料:自凝基托树脂、热凝基托树脂、光固化基托树脂和自凝软衬基托树脂。

(2) 直接法重衬:采用自凝树脂直接在患者口内进行基托组织面重衬。

1) 适应证:适用于基托局部不密合。

2) 方法及步骤:①清洁:将义齿刷洗干净,并去除义齿组织面上软垢和着色。②重衬前准备:查看义齿边缘及周围组织关系,若有过长边缘,可将其磨短。将组织面均匀地磨去约1mm,使其呈粗糙面(图3-104)。磨光面及牙面上涂凡士林,以避免塑料粘在磨光面和牙面上。在基托组织面及周围边缘上涂单体(图3-105),患者口腔黏膜上涂石蜡油。③重衬:将调和好的自凝塑料于黏丝期时放置在义齿的组织面上,将义齿戴入患者口里,嘱患者下颌闭合在正中𬌗位,检查正中咬合,并作肌功能修整。多余的自凝塑料从义齿的边缘溢出。待自凝塑料稍变硬时,即将义齿从口内取出,为了防止取下义齿时扭动变形,可以让患者漱口使义齿松动而取下(图3-106)。④检查调𬌗:检查边缘及组织面有无缺损,待自凝塑料硬固后,去掉磨光面多余的塑料,将义齿浸泡在温水中3~5min,然后将边缘及表面磨光(图3-107)。最后戴入患者口内,检查义齿的固位、稳定和咬合。

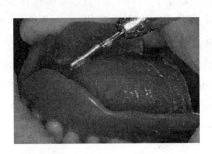

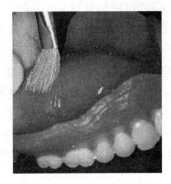

图 3-104　均匀磨去组织面 1mm　　　图 3-105　基托组织面及周围边缘涂单体

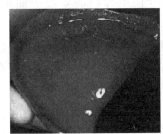

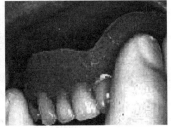

图 3-106　重衬

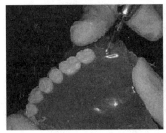

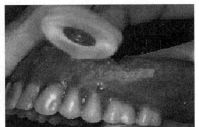

图 3-107　打磨、抛光

（3）间接法重衬：将义齿作为个别托盘，组织面加入终印模材料后取闭口式印模，将义齿及印模材料直接装盒，用热凝树脂替换组织面上的印模材料。

1）适应证：①义齿基托边缘短，组织面和组织之间不吻合。②重衬面积较大。③患者对自凝塑料过敏者。

2）方法与步骤：①将义齿刷洗干净，用砂石针将组织面均匀磨去一层。②调拌适当的弹性印模材料放入义齿组织面，戴入患者口内，嘱患者咬在正中𬌗位，做主动的肌功能整塑。放置的印模材料量不宜过多、过稠，以免影响义齿垂直距离和正中关系。③印模材料凝固后，让患者漱口或自义齿唇侧基托边缘处滴水，破坏边缘封闭后，从口内取出义齿。去除多余的印模材料。④围模法灌注石膏模型，始终保持义齿与模型相连的状态，同时用蜡封闭边缘。注意不能从模型上取下义齿或使义齿松动。⑤常规包埋、装盒、除蜡。注意组织面灌注石膏不应有气泡。⑥除去印模材料层，洗净、吹干，暴露组织面并涂布单体。在石膏模型上涂布分离剂。⑦填胶、常规热处理，从模型上取出义齿，打磨抛光。⑧复位至𬌗架上，检查义齿的固位和稳定，调整咬合。

（4）自凝软衬材料重衬

1）自凝软衬材料：是一种柔韧、具有弹性的高分子材料，能与义齿基托牢固结合，可在口内直接重衬，无刺激性。缺点是不宜抛光，不宜清洁，且容易老化。

2）适应证：适用于刃状牙槽嵴和黏膜较薄的无牙颌患者。

3）方法及步骤：①将义齿洗净、擦干，将基托组织面均匀磨除一层约 0.5mm，然后涂软衬单体。②将一定比例的粉和单体调拌，呈糊状后均匀地涂布在基托的组织面上。③将义齿放入口内，嘱患者作正中咬合，并作肌功能整塑。④取出义齿，检查表面是否光滑、清晰，如有不够处需添加材料。⑤用锋利的刀具去除多余的自凝软衬材料。

【注意事项】

1. 重衬前检查正中关系是否正确，非正中关系有无𬌗干扰，若有则需进行选磨调𬌗。

2. 重衬时事先要询问患者有无药物过敏史，因为在口内采取大面积的自凝塑料重衬时，易引起过敏反应。

3. 重衬时应及时取下义齿，如果过迟，自凝塑料硬固时放热，黏膜易被灼伤。

4. 重衬之前可先用印模材料取闭口式印模，了解组织面与组织不密合的情况，便于确定放置自凝塑料的量。

【结果评定】

评定全口义齿重衬方法的掌握情况。